Louis Hutter

Tee-Rezepte
für die humoralmedizinische Praxis

Louis Hutter

Tee-Rezepte für die humoralmedizinische Praxis

BACOPA VERLAG

Haftung: Alle Angaben in diesem Buch basieren auf sorgfältiger Auswertung der Recherchen und Erfahrungen der Autorinnen. Weder die Verfasserinnen noch der Verlag können für Angaben über Dosis und Wirkung Gewähr übernehmen. Es bleibt in der alleinigen Verantwortung der Leserinnen und Leser, diese Angaben einer eigenen Prüfung zu unterziehen. Auf die geltenden gesetzlichen Bestimmungen wird ausdrücklich hingewiesen.

4521 Schiedlberg / Austria, Waidern 42

E-Mail: verlag@bacopa.at, office@bacopa.at

www.bacopa.at

printed in the European Union

ISBN: 978-3-903071-49-0

1. Auflage, 2020

Inhalt

FRÜHLING - SÜSSER GESCHMACK - HEITERE GRUNDSTIMMUNG

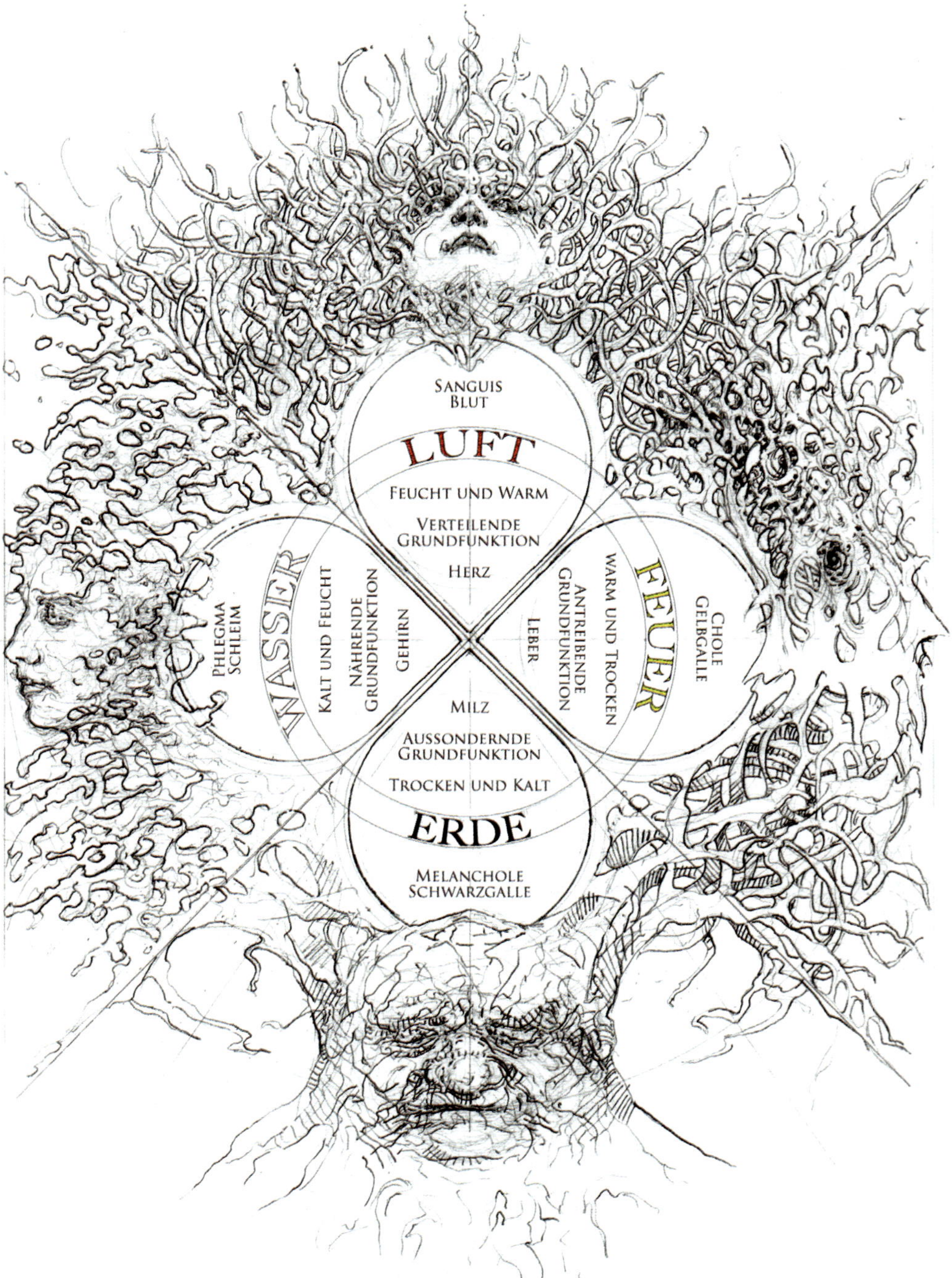

WINTER - SALZIGER GESCHMACK - GEMÄCHLICHE GRUNDSTIMMUNG

SOMMER - BITTERER, SCHARFER GESCHMACK - REIZBARE GRUNDSTIMMUNG

HERBST - WIDERLICHER GESCHMACK - MISSMUTIGE GRUNDSTIMMUNG

1 Vorwort

Die in diesem Buch vorgestellten Kräuterrezepturen sind Frucht meiner langjährigen Tätigkeit als praktizierender Naturheilpraktiker der Fachrichtung Traditionelle Europäische Naturheilkunde (TEN). Den Impuls zur Veröffentlichung der in diesem Buch vorgestellten Rezepturen gaben mir zahlreiche KursteilnehmerInnen. Diese suchten vergeblich Literatur, in der Kräuterrezepturen nach humoralmedizinischen Kriterien zusammengestellt und erläutert werden.

In den letzten fünf Jahren sind im deutschsprachigen Raum einige sehr brauchbare Werke (siehe Literaturverzeichnis) zur humoralmedizinischen Kräuterheilkunde erschienen. Da werden nicht nur aus alten Werken zusammengetragenes Wissen über Heilpflanzen vorgestellt, sondern der lobenswerte Schritt hin zu einer den modernen Bedürfnissen gerecht werdenden humoralen Kräuterheilkunst gemacht. Damit wurde die Heilkräuterkunde nach den Prinzipien der Humoralmedizin einer ständig grösser werdenden Gemeinschaft an Interessierten leichter zugänglich gemacht. Doch fehlte es innerhalb dieses Fachgebietes an einem modernen Buch mit Heilkräuterrezepturen die nach nachvollziehbaren humoralmedizinischen Kriterien zusammengestellt sind. Den Anstoss, diese Lücke zu schliessen, möchte vorliegendes Buch geben. Die den Rezepturen angefügten Erklärungen sollen den Leser motivieren, selber humoralmedizinische Überlegungen anzustellen, um schlussendlich eigenständige Rezepturen kreieren zu können. Nur so kann die Kunst des individualisierten Rezeptierens erhalten werden, was schlussendlich immer Ziel einer ganzheitlich orientierten Heilkunst sein muss.

In diesem Buch wurde ausschliesslich die uralte und leider allzu oft für nicht mehr modern genug gehaltene Form der Heilkräuterverabreichung, die des wässrigen Auszugs, gewählt. Die Zubereitung und Aufnahme eines Heilkräutertees bietet gewissermassen Entschleunigung in einem oft allzu hektischen Alltag. Dies zumindest zwei bis dreimal täglich für ca. 15 bis 20 Minuten. Die Heilteezubereitung innerhalb der Heilpflanzenverabreichungen entspricht gewissermassen dem Slowfood der modernen Ernährung und soll genauso wie diese zelebriert werden. Sie ist ein Ritual, das Körper, Geist und Seele gleichermassen anspricht. Dem Rezeptierenden fällt dabei die Rolle eines Zeremonienmeisters zu, der seinen PatientInnen Inhalt, Zubereitung, Einnahme und Wirkweise der Kräutermischung mit angemessenem Respekt gegenüber der in den Kräutern und dem Patienten innewohnenden Naturheilkraft, darlegen soll. Dies zum Wohle seiner PatientInnen!

St. Gallen, am Michaelistag im Jahr 2019, Louis Hutter

2 Bedienungsanleitung

2.1 Die Beschaffung der Heilkräutermischungen

Die Heilkräuterrezepturen in diesem Buch sind in erster Linie nach den Prinzipien der humoralen Heilkunst erstellt worden. Dabei wurde darauf geachtet, dass die verwendeten Drogen dem Repertoire des modernen Grosshandels entsprechen. Nicht jede Drogerie, Apotheke oder sonstige Heilkräuter anbietende Verkaufsstelle wird alle in diesem Buch aufgeführten Drogen an Lager haben. Die Anbieter werden deshalb versucht sein, eine im Lager fehlende Droge durch eine andere Droge zu ersetzen (diese Erfahrung hat der Autor vielfach selber gemacht und wurde ihm auch von seinen KursteilnehmerInnen berichtet). Davor sei ausdrücklich gewarnt, da die Anbieter zumeist über kein humoralmedizinisches Wissen verfügen! Eine gute Drogerie oder Apotheke wird allerdings bemüht sein, die an Lager fehlende Droge zu beschaffen – ganz sicher ein Qualitätsmerkmal des Hauses!

2.2 Die Kriterien zur Anwendung der vorgeschlagenen Rezepturen

Den Rezepturen liegen die Prinzipien der humoralen Lehre und der Reizlehre zugrunde und sollen deshalb auch von fachverständigen Personen verwendet werden. Das bedeutet, dass der Verabreichung einer Teemischung zwingend eine humorale Diagnose des zu Behandelnden vorangehen muss. Den Rezepturen wurden zur Beschreibung ihres humoralen Wirkvermögens zusätzlich die der modernen / wirkstofforientierten Phytotherapie geläufigen Angaben wie die im Auszug zu erwartenden Wirkstoffmischung, ihre Wirkungen und die daraus abzuleitenden Indikationen beigesellt. Dies soll zwar der Versuch eines vorsichtigen Brückenbaus zweier unterschiedlicher Therapiesysteme abendländischer Prägung sein, soll aber trotzdem nicht darüber hinwegtäuschen, dass eine humorale und eine wirkstofforientierte Phytotherapie bei ein und derselben Kräutermischung zu unterschiedlichen Indikationen führen kann. Dem humoralen Wirkprofil der Rezepturen soll allerdings stets Vorrang gegeben werden.

Der Autor wendet die vorgestellten Rezepturen den humoralen Bedürfnissen seiner Patienten angepasst an. Das heisst beispielsweise, dass die Menge der einzelnen Drogen in einer Rezeptur, die Tagesdosierung oder die Zubereitungsform angepasst wird. Diese Vorgehensweise ist leider in einem Buch kaum umsetzbar darzustellen. Hier gilt es, auf das mit der Erfahrung zunehmende therapeutische Flair zu vertrauen.

Die geschätzten Autoren der zurzeit massgebenden humoralmedizinischen Basisliteratur verwenden oft keine einheitliche Terminologie, was bei einem Medizinsystem mit über 2000-jähriger Geschichte und unterschiedlichen Schulen diverser Prägungen nicht erstaunt. Aus diesem Anlass fühlte sich der Autor aufgefordert, die wichtigsten für das Verständnis der Rezepturen nötigen humoralmedizinischen Konzepte in Grundzügen im Kapitel «Das humoralmedizinische Konzept im Überblick» darzulegen.

3 Die grundlegendsten humoralmedizinischen Konzepte im Überblick

Dieses Kapitel stellt die für das Verständnis dieses Buchs notwendigsten humoralen Konzepte kurz und knapp vor. Zur Vertiefung sei auf die in der Literaturliste aufgeführte Fachliteratur zur Humoralmedizin verwiesen. Es liegt in der Natur der Dinge dass die hier vorgestellten Medizinkonzepte die vielfach 2000 Jahre und älter sind unterschiedlich modifiziert in der Literatur zu finden sind. Es dürfte deshalb wohl einleuchtend sein, dass es ein klares richtig oder falsch nicht geben wird. Ich habe mich um eine möglichst einfache Darstellung der Sachinhalte bemüht die sich für die humoral orientierte Kräuterheilkunde bewährt hat.

3.1 Die Elementenlehre und die Qualitätenlehre

Die ersten griechischen Naturphilosophen waren auf der Suche nach dem Urstoff, Urgrund des Kosmos (gr: die Welt als geordnetes Ganzes). Die Wurzel aller wirkenden Kräfte fanden sie in vier Prinzipien, die Platon (428 / 427 – 348 / 347 v. Chr.) die Vier Elemente nannte.

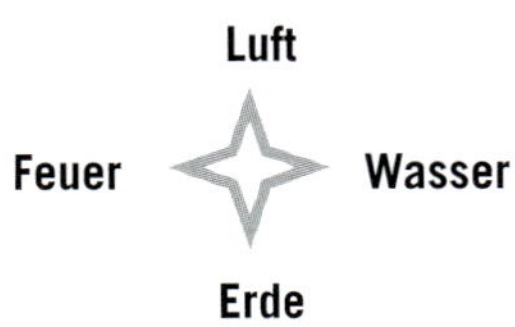

Ein anderes, gleichwertiges quaternäres System, das später durch Aristoteles (384 – 322 v. Chr.) mit der Vier-Elementenlehre verbunden wurde ist die Lehre der Vier (Primär-) Qualitäten warm, kalt, feucht, trocken.

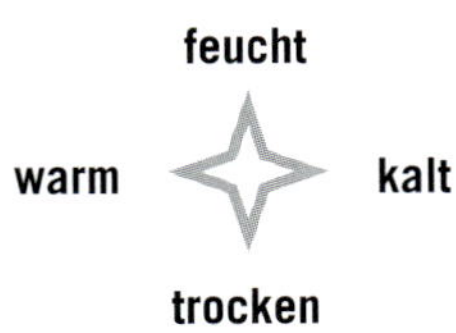

Beiden Konzepten gemeinsam ist der Gedanke, dass vier Kräfte durch ihre Mischung den Kosmos generieren. Die Elemente sind die Bezeichnung für die um den Mensch wirkenden Kräfte im Makrokosmos, die im Mikrokosmos Mensch Säfte (Humores) genannt werden. Sinnlich wahrnehmen lassen sich diese vier Prinzipien in den Qualitäten warm, kalt, feucht und trocken. Allerdings, so lehrte Aristoteles, können im Gegensatz zu den Elementen die entgegengesetzten Qualitäten nicht gleichzeitig vorhanden sein, also nicht warm und kalt oder feucht und trocken gemischt vorkommen. Entweder ist ein Ding warm oder kalt, feucht oder trocken. Darin unterscheidet sich gemäss Aristoteles die Lehre der Vier Qualitäten von der Vier-Elementenlehre.

3.2 Die Qualitätenlehre

Jedes Ding und jeder Zustand ist entweder warm oder kalt (thermische Achse) und feucht oder trocken (hygrische Achse). Diese vier Qualitäten werden Primärqualitäten / Urqualitäten / elementare Qualitäten genannt weil sich jede (zumindest irdische) Manifestation schlussendlich auf zwei dieser vier Qualitäten reduzieren lässt. Allerdings existiert auch eine angenommene neutrale Qualität, die aber mehr theoretischer Natur ist, da praktisch immer eine Richtungstendenz feststellbar ist.
Es lassen sich einfache und komplexe Mischungen der Primärqualitäten feststellen.

Einfache Mischungen werden Sekundärqualitäten genannt und bestehen lediglich aus einer Mischung zweier Primärqualitäten. Beispielsweise sind Geschmäcke, Aggregatszustände und Farben in der Regel einfache Mischungen. Als Beispiele sollen Bitter gemischt aus warm und trocken, Hart gemischt aus kalt und trocken, Blau gemischt aus kalt und feucht dienen. Aber auch Sekundärqualitäten können wieder zu einer weiteren Mischung kombiniert werden so dass komplexe Mischungen entstehen. So besteht beispielsweise ein Zitronencake unter anderem aus den Sekundärqualitäten süss, sauer, gelb und weich. Diese Sekundärqualitäten lassen sich dann wieder in Primärqualitäten unterteilen: süss in warm und feucht, sauer in kalt und trocken, gelb in warm und trocken, weich in warm und feucht.

3.2.1 Die Quantifizierung der Qualitäten

Die Primärqualitäten werden ihrer Wirksamkeitsstärke entsprechend in fünf Intensitätsgrade eingeteilt.

Neutral:	indifferent wirkend.
1	unklar wirkend.
2	klar erkennbar wirkend.
3	stark wirkend.
4	extrem stark bis verletzend wirkend.

So entstehen neun Wirkintensitäten: neutral, neutral – 1, 1, 1 – 2, 2, 2 – 3, 3, 3 – 4, 4.

Die Qualitäten *warm, kalt, feucht, trocken* bilden das Fundament aller theoretischen Überlegungen der Humoralmedizin. Von der Konstitution, der Krankheit und ihrer Äusserungen bis zu den diätetischen und therapeutischen Massnahmen erfolgt immer eine Einteilung entsprechend den Vier Primärqualitäten und ihrer Wirkintensität.

3.3 Ursprung der Humorallehre

In den schriftlichen Hinterlassenschaften, mesopotamischer und ägyptischer Hochkulturen, finden sich erste Zeugnisse einer menschlichen Körperphysiologie, die vornehmlich auf den flüssigen (fluidalen, humoralen) Komponenten des Menschen beruht. Die festen (solidaren) Anteile treten in diesen Betrachtungen in den Hintergrund. Die Bevorzugung des humoralen gegenüber dem solidaren Konzept, das bis ins beginnende 19. Jahrhundert hinein andauern sollte, beruhte wahrscheinlich darauf, dass sowohl in physiologischen Körperprozessen wie z.B. Blut, Urin, Stuhlgang, Menses, Schweiss, Pollutionen, Tränen usw. wie auch bei pathophysiologischen Prozessen (Eiter, Schleim, Auswurf usw.) Flüssigkeiten zu Tage kommen, die offenkundig einen Zusammenhang mit dem

Befinden eines Menschen offenbaren. Zusätzlich konnten diese Flüssigkeiten beeinflusst werden, ihre Ausscheidung liess sich beispielsweise anregen oder vermindern und das Befinden dadurch verändern. Eine erste Erwähnung von Säften in einem medizinischen Text findet sich auf mit Keilschrift beschriebenen Tontäfelchen des assyrischen Reiches in Mesopotamien des zweiten Jahrtausends v.Chr. Daraus lässt sich eine Zweisäftelehre, bestehend aus Blut und Schleim entnehmen. Ungefähr zeitgleich existierte im alten Ägypten eine Einsäftelehre die sich auf das Blut beschränkte. Die alten Ägypter integrierten zusätzlich die Lehre einer in der Luft wirkenden Kraft, die über die Atmung in den Organismus aufgenommen wird. Diese, Pneuma (= Spiritus) genannte Kraft impulsiert die festen und flüssigen Bestandteile des Organismus und ist diesen übergeordnet.

Es wird dann allerdings den antiken Griechen vorbehalten sein, eine Säftelehre zu konzipieren, die bis in unsere Zeit hinein wirksam ist.

Die berühmte Schule des Hippokrates (ca. 460 – ca. 370 v. Chr.) auf der Insel Kos entwirft eine Vier-Säftelehre bestehend aus den zwei warmen Säften Gelbgalle und Blut und zwei kalten Säften Schleim und Schwarzgalle. Diese hippokratische Vier-Säftelehre wird später hauptsächlich durch den Arzt Aelius Galenus (129 – 211 n.Chr.) in Rom mit anderen zu jener Zeit existierenden anatomisch-physiologischen Konzepten zu einer einheitlichen Ganzheit verknüpft, das für die weiteren Jahrhunderte bis in die Neuzeit hinein Schule machen und verschiedentlich modifiziert wird.

3.4 Der Säftemensch

In Grundzügen lässt sich das anatomisch-physiologische Bild des menschlichen Organismus der Humoralmedizin wie folgt skizzieren: Der Mensch ist Teil der Natur. Es sind dieselben Kräfte, die in Mensch und Natur wirken. Das Sein von Mensch und Natur wurzelt in vier ursprünglichen Kräften, die in unterschiedlichen Mischungsverhältnissen den gesamten Kosmos konstituieren. Diese vier Kräfte nennt der Philosoph Platon (ca. 428 – 348 v. Chr.) Elemente und diese finden ihre Entsprechungen im Menschen in den vier Säften. Gleichzeitig wirkt eine aus der Planeten- und Tierkreissphäre stammende, lebensvermittelnde Kraft, Pneuma (gr.) oder Spiritus (lat.) genannt in der Luft, die über die Atmung aufgenommen wird und das Bindeglied zwischen unsterblicher Seele (lat. Anima) und belebtem Körper ist. Säfte und Spiritus, die Voraussetzung leiblichen (Leib = lebendiger Körper) Daseins sind, müssen aus der äusseren Welt über feste, flüssige und luftige Nährstoffe unterhalten werden. Die Aufbereitung und Angleichung der aus der Umwelt stammenden Nährstoffe geschieht über die im Mensch innewohnende Kochungskraft (gr. Pepsis, lat. Coctio).

3.5 Das Konzept der Kochung

Der Begriff der Kochung, auch Wandlung, Reifung oder Pepsis, Coctio, Digestio genannt, ist innerhalb der Humoralmedizin omnipräsent und wird vielseitig, der Erklärung diverser Prozesse sowohl innerhalb (Mikrokosmos) wie auch ausserhalb (Makrokosmos) der Leibessphäre dienend, verwendet. Am umfassendsten und prägnantesten lässt sich der Begriffsinhalt der Kochung mit «Kraft der Veränderung» verstehen. Der Begriff selber macht unzweideutig deutlich, dass es sich dabei um einen aktiven, wärmeinduzierten Prozess handelt.

☞ *Kochung = Kraft der Veränderung.*

3.6 Die Säfte- und Gewebeentstehung

Die Aneignung und Angleichung von Nährstoffen zum Aufbau und Ersatz verbrauchter Körpersubstanzen wird in der Humoralmedizin grundsätzlich in drei Kochungsschritten beschrieben. Im Laufe der letzten zweieinhalb Jahrtausende hat diese Lehre zwar Modifikationen erlebt, ist im Kern aber dieselbe geblieben. Jeder Kochungsschritt enthält eine vorbereitende Phase, eine Hauptphase und eine Ausscheidungsphase.

Erste Kochung: Magenkochung

Der Prozess beginnt genau genommen mit der Zubereitung der Speisen, vornehmlich der Zerkleinerung, dem Garmachen und Würzen der Speisen. Im Mund erfolgt die Vorkochung mit dem Zerkauen und Einspeicheln der Nahrung. Anschliessend wird im Magen (grosser Magen genannt) der Speisebrei (Chymus) gemischt. Der Chymus wird über die Öffnung des Magenpförtners in das Duodenum (kleiner Magen genannt) weitergeleitet. Im Duodenum erfolgt die Abspaltung des dünneren Chylus von der dickeren Chymusmasse um dann der Zweiten Kochung/Leberkochung zugeführt zu werden. Die zurückbleibende Chymusmasse wird über weitere Verarbeitungen innerhalb des Darms ausscheidungsfähig gemacht und nimmt auf dem Weg zur definitiven Ausscheidung (Defäkation) weitere Ausscheidungsstoffe auf.

Unter Magen versteht die Humoralmedizin die Funktionen von Magen und Duodenum.

Dem Magen kommt innerhalb der Kochungsvorgänge eine besondere Rolle zu, er ist der Initiator der Kochungsprozesse und wird deshalb auch «Quelle aller Quellen» genannt. Zudem beeinflusst er in hohem Masse den gesamten Tonus des Menschen.

Zweite Kochung: Leberkochung

Die Vorkochung geschieht hier auf dem Transportweg des Chylus innerhalb der Pfortader und der Mesenterialgefässe zur Leber. Es entsteht dabei bereits eine Art «Vorblut» (rohes Blut). Dieses wird in der Leber zu den vier Nährsäften (nährende Gelbgalle, nährende Schwarzgalle, nährender Schleim und nährendes Blut) unter Abscheidung eliminationspflichtiger Säfte (Gelbe Ausscheidungsgalle, Schwarze Ausscheidungsgalle) gekocht und zu Blut (Nährsäfte vereinigendes Blut) gemischt. Nährsäfte vereinigendes Blut zusammen mit beiden Ausscheidungsgallen zirkulieren als Blutgewebe im Gefässsystem.

Der dünnste Teil der Gelben Ausscheidungsgalle wird hauptsächlich über die Nieren, der dickste Teil der Gelben Ausscheidungsgalle hauptsächlich über die Gallenwege und Darm ausgeschieden.

Die Schwarze Ausscheidungsgalle wird von der Milz angezogen und weiter gekocht. Der dabei entstehende dünne Anteil der Schwarzen Galle dient der Milz zur Nahrung, der dickere Anteil wird zum Magen befördert, stärkt dort die Kochungsfunktion des Magens und wird dem sich bildenden Kot zugeführt.

Dritte Kochung: Gewebekochung

Die Dritte Kochung erfolgt im Gewebe und dient der Ernährung bestehenden und Bildung neuen Gewebes. Dabei wird das bei der Zweiten Kochung gebildete Blut von den «hungrigen Geweben» angesaugt. Entsprechend ihrer spezifischen Säftemischung saugen sie das für sie Brauchbare an Nährsäften aus dem Blut an und kochen die flüssigen Säfte zu festem Gewebe. Wie bei den beiden vorangegangenen Kochungen entstehen auch bei der dritten Kochung ausscheidungspflichtige Substanzen, die von sehr dünner Natur sind und über die Hautporen (Hautatmung), hauptsächlich unmerklich (perspiratio insensibilis), ausgeschieden werden.

Befindet sich die Zusammensetzung der vier Säfte in der jeweiligen individuell vorgegebenen, in Qualität und Quantität richtigen Mischung (gr. Eukrasis), ist der Mensch gesund. Im Gegensatz dazu steht die schlechte Mischung (gr. Dyskrasis oder Kakochymie).

Damit Aufbau, Durchmischung und Abbau der Säfte gelingt, ist ebenfalls die Säftefliessfähigkeit von Bedeutung. Laufen diese grundsätzlichen Prozesse harmonisch ab, kommt es zu einer guten, gesunden Mischung der Säfte sowohl in Qualität wie auch in Quantität.

3.7 Die Spirituslehre

Genauso wie der Mensch sich durch feste (Aliment) und flüssige (Potulent) Nahrung ernährt, muss er sich auch von luftiger Nahrung (Pabulum vitae) ernähren.

Unter luftartiger Ernährung versteht die Humoralmedizin die Aufnahme eines «geistartigen» Stoffes aus der Umgebungsluft. Dieser wird Spiritus genannt. Dieser sich in der Luft befindliche Spiritus externus, der seinen Ursprung aus dem Kosmos hat, muss durch mehrere Kochungsschritte zu Spiritus internus gereift werden.

Die Aufnahme des Spiritus externus erfolgt hauptsächlich über die Lungen, zu einem geringeren Teil aber auch über die Haut.

Erste Kochung: Lungenkochung

In den Lungen erfolgt die Kochung von äusserem Spiritus (Spiritus externus) zu innerem Spiritus (Spiritus internus), was die Grundlage jeder weiteren Spirituskochung bildet. Aus diesem Grund werden die Lungen auch die Mägen oberhalb des Zwerchfells genannt, stellen also die Erste Kochung für die Spirituskochung dar. Vorgeschaltet ist der Lungenkochung, eine Art Vorkochung in der Nase, die der Vorkochung der Speisen im Mund entspricht.

Zweite Kochung: Herzkochung

In Herz und Thymusdrüse folgt die Kochung aus Spiritus internus zu Spiritus vitalis. Der Spiritus vitalis, zuständig für alle rhythmisch verlaufenden Verteilungsfunktionen im Organismus, wird zu Leber und Gehirn geführt, wo er zu zwei weiteren Spiritusformen weiter gekocht wird.

Dritte Kochung: Leberkochung

Der der Leber zugeführte Spiritus vitalis wird zu Spiritus naturalis gekocht. Dieser ist Träger der Ernährungs- und Fortpflanzungsfunktionen.

Vierte Kochung: Gehirnkochung

Der dem Gehirn zugeführte Spiritus vitalis wird zu Spiritus rationalis / animalis gekocht. Dieser umfasst alle Nerven- und Sinnesfunktionen.

Die Summe der Spiritus bilden die Lebenskraft, die Vis vitalis, die ebenfalls die Naturheilkraft, die Vis medicatrix naturae beinhaltet.

3.8 Spiritus und Säfte

Die Spiritus sind den Säften übergeordnete Prinzipien, sind wärmer und energiereicher als diese und üben eine impulsierende und ordnende Funktion auf diese aus. Dabei steht die Funktion der Spiritus naturalis hauptsächlich mit der nährenden Phlegmafunktion, der Spiritus vitalis mit der verteilenden Sanguisfunktion und der Spiritus animalis / rationalis mit der Prozesse steuernden Gelbgallenfunktion in Beziehung.

3.9 Die Funktion der Säfte

3.9.1 Die Gelbgalle / Chole / Xanthe Chole / Cholera / Bilis flava

Qualität: warm und trocken

Die Gelbgalle ist der wärmste der Vier Säfte und nimmt mit den Spiritus zusammen eine anregende und organisierende Funktion innerhalb des Organismus ein. Der Gelbgalle fehlt allerdings die nährende Funktion der Feuchtigkeit! Es bildet mit dem Spiritus animalis / rationalis eine Funktionseinheit in allen organisierenden Funktionen. Die Leber ist ihr regulierendes Kardinalorgan.

- Bietet die energetische Grundlage zur Unterhaltung der dynamischen und materiellen Seite des Organismus.
- Steuert alle Wärmefunktionen.
- Erhöht die Erregbarkeit der Gewebe.
- Sthenisierend.
- Initiert und unterhält alle aktiven Prozesse.
- Zentrifugale und aufsteigende Wirkrichtung.
- Ernährt alle warm-trockenen Gewebe.

3.9.2 Das Blut / Sanguis / Haima

Qualität: feucht und warm.

Das Blut ist der Lebenssaft per se, da er durch seine Feuchtigkeit, nährende und durch seine Wärme dynamische Funktionen in wohl ausgewogenem Masse enthält. Es bildet mit dem Spiritus vitalis eine Funktionseinheit zur Unterhaltung aller rhythmisch ablaufenden Funktionen. Das Herz ist sein regulierendes Kardinalorgan.

- Steuert alle Verteilungs- und Transportfunktionen.
- Bildet die Grundlage der Erregbarkeit der Gewebe.
- Ermöglicht Sensibilität und Irritabilität.
- Bildet die Grundlage der Gewebebildung.
- Ernährt alle feucht-warmen Gewebe.

3.9.3 Der Schleim / Phlegma / Pituita

Qualität: kalt und feucht

Der Schleim ist hauptsächlich kalt, erhält dadurch alle abkühlenden Prozesse im Organismus. Gleichzeitig bietet Schleim über seine Feuchtigkeit die Nahrungsgrundlage aller flüssigen und festen Teile die kältebedingt vorerst inaktiv vorliegt und erst noch über Wärmeprozesse aktiviert werden muss. Das Gehirn ist sein regulierendes Kardinalorgan.

- Bietet die substanzielle Grundlage zur Unterhaltung der materiellen und dynamischen Seite des Organismus.
- Ermöglicht ruhende und regenerierende Konditionen.
- Mindert die Erregbarkeit der Gewebe.
- Detonisierend.
- Ernährt alle kalt-feuchten Gewebe.

3.9.3 Die Schwarzgalle / Melanchole / Melancholera / Bilis atra

Qualitäten: trocken, kalt

Durch fehlende Feuchtigkeit und Wärme versinnbildlicht die Schwarzgalle den Gegenpol des Lebens. Sie beschränkt Prozesse, verhindert mögliche Ausuferungen und drängt dem Ende eines Prozesses zu. Gleichzeitig reizt sie aber auch zur Lebenstätigkeit an. Besonders die Ausscheidung giftiger Stoffwechselendabbauprodukte. Die Milz ist ihr regulierendes Kardinalorgan.

- Reguliert alle Ausscheidungsfunktionen.
- Übt strukturierende und begrenzende Funktionen aus.
- Vermag die Erregbarkeit der Gewebe zu erhöhen und zu vermindern.
- Ernährt alle trocken-kalten Gewebe.

3.10 Die Lehre der Polarität

> *„Der Mensch besteht aus Feuer und Wasser“*
>
> Hippokrates

Jedes Ding hat sein Gegenstück das es erst zu dem macht was es ist. Sie ergänzen, bedingen, erzeugen, und begrenzen sich. Will man ein Ganzes erfassen gilt es immer beide im Gesichtsfeld zu halten, denn das eine kann ohne das andere nicht sein. Diese zwei Kräfte werden in der traditionellen Naturheilkunde Ur-Feuchte / Ur-Wasser und Ur-Wärme / Ur-Feuer oder auch Mond und Sonne genannt. Diese Kräfte bilden zwei fundamentale Achsen innerhalb der Vier-Säftelehre.

Eine *thermische Achse,* deren Prinzip die Wärme darstellt. Wärme ist das Prinzip der Energie, Dynamik und Funktion.

Eine *hygrische Achse,* deren Prinzip die Feuchtigkeit darstellt. Feuchtigkeit ist das Prinzip der Materie, Substanz und Struktur.

Dabei sind beide Achsen in sich wieder polar gebildet.

Bei der thermischen Achse geht es um ein mehr oder weniger an Wärme. Ein Mehr an Wärme stellt die Gelbgalle (warm) und ein Weniger an Wärme stellt der Schleim (kalt) dar.

Bei der hygrischen Achse geht es um ein mehr oder weniger an Feuchtigkeit. Ein Mehr an Feuchtigkeit stellt das Blut (feucht) und ein weniger an Feuchtigkeit stellt die Schwarzgalle (trocken) dar.

Luft
Feucht / Blut

Feuer
Warm / Gelbgalle

Wasser
Kalt / Schleim

Erde
Trocken / Schwarzgalle

3.11 Die Lehre der Kommunitäten, die Tonizitätslehre und die Reizlehre

Auf den in Rom praktizierenden griechischen Bade-Arzt Themison (um 100 v.Chr.) geht die Lehre der Kommunitäten (Grundformen des Krankseins) zurück die auf Beobachtung unterschiedlicher Tonusbeschaffenheiten der festen Körperteile (Solidas) beruht und diese für die Therapie mehr gewichtete als die Beschaffenheit der Säfte (Humores / Fluidas). Später fand diese Lehre in diversen Schulen Eingang in die Humoralmedizin und erhielt in einem anderen Mantel gekleidet innerhalb der Medizinwelt des 17. und 18. Jahrhunderts (z.B. mit dem Brownianismus) in der Verknüpfung mit der damalig verbreiteten Reizlehre grosse Beachtung.

Themison erklärte den unterschiedlich ausgeprägten Gewebetonus mit der mehr oder weniger starken Fähigkeit des Körpers zu sezernieren. Seiner Lehre entsprechend führt vermehrte Sezernation zu einem niedrigeren Gewebe- und Psycho- Tonus (Status laxus / atonia); verminderte Sezernation dagegen zu erhöhtem Tonus (Status strictus / sclerosis). Krankheiten sowie Konstitutionen lassen sich seiner Lehre nach prinzipiell einem dieser zwei Zustände zuordnen. Status laxus / atonia ist wesentlich häufiger bei chronischen Krankheiten und Status strictus bei akuten Krankheiten zu beobachten. Allerdings ist nicht selten auch das gleichzeitige Vorhandensein dieser beiden Zustände zu beobachten (Status mixtus).

Bei der im 17. und 18. Jahrhundert entwickelten Erregungslehre / Reizlehre / Incitabilitätslehre steht die Beobachtung, dass jeder lebende Organismus aufgrund der in ihm wirkenden Lebenskraft / vis vitalis (ohne die er nicht lebendig wäre) erregungsfähig ist. Die Erregungsfähigkeit / Incitabilität lässt sich unterteilen in eine aufnehmende Kraft, der Sensibilität (Reizwahrnehmungsfähigkeit) und eine beantwortende Kraft, der Irritabilität (Reizbeantwortungsfähigkeit). Jeder Organismus ist mit einem individuellen, konstitutionsprägenden Mass an Reizbarkeit begabt. So lassen sich sthenische (griechisch sthenos = kräftig, stark) und asthenische (griechisch asthenos = schwach, kraftlos) Konstitutionen unterscheiden. Die asthenische Konstitution ist von tieferer Erregungsfähigkeit und die sthenische Konstitution von höherer Erregungsfähigkeit. Beide Konstitutionen sind bis zu einem gewissen Grad gesund zu nennen. Nur bei Unter- oder Überschreiten des individuellen Gleichmasses sind Beeinträchtigungen zu erwarten. Ebenfalls lassen sich asthenische und sthenische Krankheiten unterscheiden. Sthenische und asthenische Zustände können einen Status mixtus bildend, vergesellschaftet auftreten.

3.12 Der Zusammenhang der vier Säfte mit den Kommunitäten und der Reizlehre

Eine Dominanz der warmen Säfte, vor allem der Gelbgalle und Schärfen gelbgalliger Qualität, führt abhängig von ihrem Ausmass zu einer mehr oder weniger ausgeprägten Hypersthenie.

Eine Dominanz der kalten Säfte, vor allem von Schleim und Schärfen schwarzgalliger Qualität führt abhängig von ihrem Ausmass zu mehr oder weniger ausgeprägter Asthenie.

Zusammenfassung des Zusammenhangs der Reizlehre, Säftelehre und Kommunitätslehre		
	Status strictus / (Hyper-) Sthenie / Hyperkinese	**Status laxus / Asthenie / Hypokinese**
	Wärmedominanz	**Kältedominanz**
Kinetik	gesteigert	vermindert
Säfte	Gelbgallendominanz	Schleimdominanz
Spiritus / Pneuma	höherer Spiritusumsatz	niedrigerer Spiritusumsatz
Incitabilität	erhöht	vermindert
Energielevel	hoch	tief
Lebenskraft / vis vitalis	vermehrt	vermindert
Lebensäusserungen	vermehrt	vermindert
Tonus	erhöht	vermindert
Sekretionen	tendentiell vermindert	tendentiell erhöht
Krisenbezug	Neigt zu plötzlichen, starken Krisen die tendentiell vollständig ablaufen.	Neigt zu langsam einsetzenden, tendentiell unvollständigen Krisen.
Kochungen	Stark, Neigung zu tendentiell vollständigen Kochungen.	Schwach, Neigung zu tendentiell unvollständigen Kochungen.
Krankheitsverlauf	tendentiell akut	tendentiell chronisch
Krankheitsform	Entzündliche Krankheiten dominieren.	Degenerative Krankheiten dominieren.
Sanguisdynamik	Neigung zu Kongestion.	Neigung zu Plethora.

(Hyper-)Sthenischer oder asthenischer Zustand können gesamthaft oder lokal vorhanden sein und auch gemischt vorkommen als *Status mixtus* (gemischter Zustand). Ebenfalls kann sich innerhalb eines Krankheitsverlaufs die Kommunität ändern. Die Therapie muss immer dem vorherrschenden Zustand angepasst werden!

3.13 Die Krisenlehre mit den drei Krankheitsphasen

Die Krisenlehre hat wie die bereits vorangegangen Konzepte über die Jahrtausende Modifikationen erlebt. Hier wird die ursprünglichste auf die hippokratische Schule zurückgehende Krisenlehre vorgestellt. Das Verständnis der Krisenlehre ist eines der wichtigsten Grundlagen um den von der hippokratischen Schule geforderten ersten Grundsatz des

Heilens[1]: Erstens nicht schaden (lat: primum non nocere) gerecht zu werden. In der Krisenlehre drückt sich die Heiltätigkeit der Naturheilkraft (vis medicatrix naturae) eines lebendigen Organismus aus, die es ausnahmslos zu respektieren und nicht zu unterdrücken gilt! Die Naturheilung durchläuft grundsätzlich 3 Phasen in denen der krankmachende schädliche Einfluss, die krankmachende schädliche Materie (lat: materia peccans) erkannt, unschädlich und ausgeschieden werden muss. Erfolgt dieser Vorgang vollständig, resultiert Genesung, erfolgt dieser Vorgang unvollständig, wird der Krankheitsprozess chronisch oder der Betroffene erliegt seiner Krankheit.

1. Phase: Apepsie (Nichtgekochtsein)/Crudität (Rohheit)

Der krankheitsverursachende Einfluss (materia peccans) ruft eine negative qualitative und quantitative Veränderung eines oder mehrerer Säfte hervor. Der pathologisch gewordene Saft ist anfänglich (noch) nicht „gekocht" er ist „roh". Er reizt die Gewebe und wird dadurch scharf genannt. Um das Säfte-Gleichgewicht wiederherzustellen, muss der „schädliche, scharfe Saft" ausscheidbar gemacht und ausgeschieden werden. Dadurch dass der Saft in dieser Phase noch ungekocht ist, wird diese Phase auch Phlegmaphase genannt.

2. Phase: Pepsis/Coctio (Kochung)

Die Naturheilkraft (vis medicatrix naturae) regt nun die kochenden Kräfte zur Überwindung der schädlichen Materie (materia peccans) an. Dies manifestiert sich häufig durch Fieber. Der pathologische Saft wird unschädlich gemacht, verliert dadurch seine Schärfe und ist nun reif zur Ausscheidung. Diese Phase wird auch Gelbgallenphase genannt.

3. Phase: Krisis (Entscheidung)

Das dritte Stadium bringt die Entscheidung, ob es zur Heilung, zum Umschlag in ein chronisches Leiden oder zum Tod kommt. Die Krisis kann vollständig oder unvollständig ablaufen.

Bei der vollständigen Krisis erfolgen die Ausscheidungen schnell und gründlich; verläuft sie nur langsam aber dennoch vollständig wird von Lysis (Lösung) gesprochen und ist Teil der vollständigen Krisis. Die vollständige Krisis führt zur Wiederherstellung der Gesundheit (Eukrasie).

Bei der unvollständigen Krisis bleiben ausscheidungspflichtige Stoffe zurück die sich entweder als Apostasen örtlich ablagern und lokal verbleiben oder sich als Metastasen versetzen. Die Metastasierung wird auch Vikariation oder vikariierender Prozess genannt. In beiden Fällen ist eine erneute Kochung der ausscheidungspflichtigen Stoffe nötig, um die endgültige Ausscheidung zu bewirken. Das bedeutet, dass der Prozess wieder von vorne beginnt. Gelingt das Ausscheiden des Krankmachenden nur unvollkommen oder gar nicht, so wird die Krankheit chronisch beziehungsweise unheilbar.

Je länger ein ausscheidungspflichtiger Stoff im Organismus verweilt umso stärker nimmt seine Pathogenität / Schärfe zu.

1 Das Zitat lautet vollständig „primum non nocere, secundum cavere, tertium sanare", übersetzt „erstens nicht schaden, zweitens vorsichtig sein, drittens heilen".

3.14 Das angeborene Temperament, das erworbene Temperament, die Konstitutionen, Dispositionen und Diathesen.

Temperamentum ist die lateinische Übersetzung vom griechischen Wort Krasis was Mischung bedeutet. Prinzipiell wird die angeborene und ein Leben lang bestimmende Säftemischung von der erworbenen, sich verändernden Säftemischung unterschieden.

In diesem Buch wird der Begriff Temperament ausschliesslich für die angeborene Mischung verwendet! So wird das melancholische, phlegmatische, sanguinische und cholerische Temperament unterschieden.

Die erworbene Säftemischung kann in harmonische Mischung (Eukrasie) und disharmonische Mischung (Dyskrasie / Kakochymie) unterschieden werden.

Die Konstitution (von lateinisch *constitutio* Zusammensetzung) ist nicht gleichzusetzen mit dem Temperament. Das angeborene Temperament bleibt ein Leben lang bestehen, die Konstitution bleibt durch innere und äussere Reize in den jüngeren Lebensaltern mehr, in den älteren Lebensaltern weniger stark veränderlich.

Die Disposition (von lateinisch *dispositio* Anordnung) bezeichnet eine angeborene oder erworbene Neigung / Anfälligkeit zur Ausbildung von Krankheiten. Meist umfasst diese Neigung (in Abgrenzung zur Diathese) ein oder mehrere Organsysteme und nicht den gesamten Organismus.

Die Diathese (von griechisch diathesis Beschaffenheit, innere Verfassung) beschreibt eine angeborene oder erworbene, unangemessene Bereitschaft des gesamten Organismus auf Reize zu reagieren.

3.15 Schematische Aufstellung der Beziehungen der Temperamente, Konstitutionen, Dispositionen und Diathesen untereinander

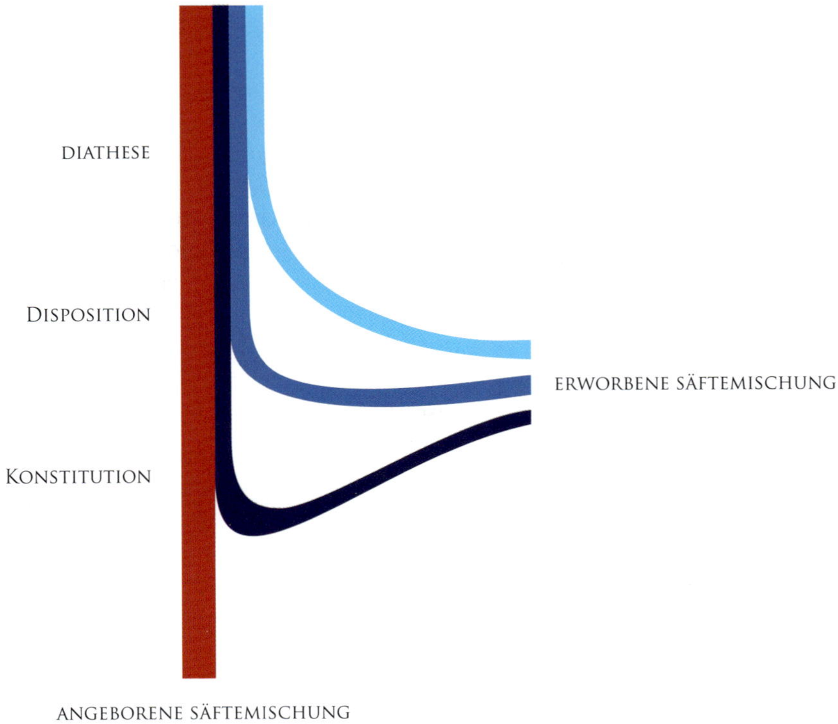

3.16 Das Reizverhältnis und die vitale Gestimmtheit der vier Temperamente

Unter Reizverhältnis wird Reizempfänglichkeit, Reiztiefe, Reizantwort, Reizdauer und Reizverlauf unterschieden.

Unter vitaler Gestimmtheit ist das grundsätzliche Leib- und Lebensgefühl das eher in Richtung Lust oder Unlust tendiert, gemeint.

	Choleriker warm + trocken	Phlegmatiker kalt + feucht	Melancholiker trocken + kalt	Sanguiniker feucht + warm
Reizempfänglichkeit	hoch	gering	gering	hoch
Reiztiefe	flach	partiell tief	tief	flach
Reizantwort	schnell	langsam	langsam	schnell
Reizdauer	kurz	partiell nachhaltig	nachhaltig	kurz
Reizverlauf	ungleichmässig	gleichmässig	partiell gleichmässig	ungleichmässig
Vitale Gestimmtheit	missgestimmt	tendentiell ausgeglichen	missgestimmt	hochgestimmt

3.17 Das Contrariaprinzip innerhalb der Humoralmedizin

Der Humoralmedizin liegt in der therapeutischen Vorgehensweise grundsätzlich der Contraria / Gegensatz-Gedanke zugrunde.

(Über-)Fülle an Säften sollen gemindert / geleert werden; Mängel hingegen gefüllt / gestärkt, bis das individuelle Gleichmass wieder erreicht ist.

Um dies zu erreichen wird an erster Stelle die Lebensweise / Diätetik (aus griechisch diaitia / Lebensweise) angepasst, an zweiter Stelle ein Remedium (= Heilmittel mit der Aufgabe, den Kranken wieder in seine individuelle Mitte zu bringen) gegeben und an dritter Stelle manuell eingegriffen (dies umfasst Tätigkeiten der Massage bis zu Tätigkeiten der Ausbrennung.)

3.18 Gesundheit und Krankheit

Liegt eine für den jeweiligen Menschen entsprechende harmonische Mischung der Säfte vor, herrscht Eukrasie (von griechisch eukrasis = schöne Mischung), ist diese disharmonisch, besteht Dyskrasie (von griechisch dyskrasis = schlechte Mischung). Das Ziel jeder Gesundheitserhaltenden sowie Gesundheit wiederherstellenden Massnahme ist in der humoralmedizinischen Terminologie die Eukrasie. Diese ist individuell, soll dem Temperament und der Konstitution eines Individuums angepasst sein.

Rezepturen

4 Kochungsfördernde Rezepturen

In diesem Kapitel werden Erste Kochung / Magenkochung und Zweite Kochung / Leberkochung unterstützende Rezepturen vorgestellt. Dritte Kochung / Gewebekochung unterstützende Rezepturen werden im Kapitel *Restaurierende Rezepturen* auf Seite 47 erörtert.

4.1 Rezeptur zur Verbesserung der Chylusbildung

Stärkt die Erste Kochung / Magenkochung und das abdominelle Lymphsystem.

Rp.				
Abrotani herba	30.0	Eberrautenkraut	warm 1–2	trocken 2–3
Millefolii herba	25.0	Schafgarbenkraut	warm 1	trocken 1
Geranii robertiani herba	20.0	Rupprechtskraut	warm 1	trocken 1
Veronicae officinalis herba	15.0	Ehrenpreiskraut	warm 1–2	trocken 1
Verbenae citriodorae folium	10.0	Verbenenblatt	warm 1–2	trocken 1
M.f.spec.				
D.S.: 2–3 mal täglich 1–2 Teelöffel mit 1 Tasse siedendem (nicht kochendem) Wasser übergiessen und 8–15 Minuten ziehen lassen.				

Wirkungsbestimmende Inhaltsstoffe
- Ätherische Öle, Bitterstoffe, Gerbstoffe, Cumarine, Alkaloide, Flavonoide.

Humorale Wirkung
- Wärmend 1–2, trocknend 1–2.
- Stärkt Erste Kochung / Magenkochung und die Vorkochung der Zweiten Kochung / Leberkochung.
- Wärmt und öffnet Becken- und Bauchorgane.
- Fördert den Konsensus von Magen, Leber und abdominellem Lymphsystem.
- Kocht und bewegt Schleim.
- Leitet übermässige Gelbgalle, Schwarzgalle und Schärfen über Leber, Nieren und Gebärmutter aus.
- Antidyskratisch.
- Tonusregulierend.
- Deplethorisierend
- Antiskrofulös.

Temperamenten-, Konstitutionsbezug
- Phlegmatisches Temperament, Lymphatische Konstitution, Katarrhalisch-rheumatische Konstitution, Anämische Konstitution, Skrofulose (torpide und erethische Form).

Moderne Wirkung
- Verdauungsfördernd, harntreibend, krampflösend auf Verdauungstrakt und Gebärmutter, lymphflussanregend, gallenflussfördernd, menstruationsfördernd, tonisierend.

Humorale Indikation
- Phlegmatismus und seine Schärfen, kalter Magen, Leber, Gebärmutter, Milz; Schärfenbelastung, Bauchplethora, Beckenplethora, gelb- und schwarzgallig durchsetzter Phlegmatismus, Säftestau.

Moderne Indikation
- Verdauungsschwäche, wiederkehrende Bauchkrämpfe, Stauungen der Bauchlymphe, Syndrom des durchlässigen Darms, Menstruationskrämpfe, ausbleibende Menstruationsblutung.

Kontraindikation
- Schwangerschaft, Stillzeit.

4.2. Rezeptur zur Stärkung der Ersten Kochung/Magenkochung

Rp.				
Calami rhizoma	25.0	Kalmuswurzelstock	warm 2–3	trocken 3
Aurantii dulc. pericarpium	25.0	Süssorangenschale	warm 2	trocken 2
Cinnamomi cortex	25.0	Zimtrinde	warm 3	trocken 2–3
Foeniculi fructus cont.	25.0	Fenchelfrucht angestossen	warm 2–3	trocken 1
M.f.spec.				
D.S.: 2–3 mal täglich 1–2 Teelöffel mit 1 Tasse kochendem Wasser übergiessen und bedeckt 8–15 Minuten ziehen lassen.				

Wirkungsbestimmende Inhaltsstoffe

- Bitterstoffe, Ätherische Öle, Cumarine, Flavonoide.

Humorale Wirkung

- Wärmend 2–3, trocknend 2.
- Stärkt Erste Kochung / Magenkochung und Zweite Kochung / Leberkochung.
- Zerteilt zähen Schleim.
- Leitet übermässige Schwarzgalle und Schärfen über Milz, Nieren und Haut aus.
- Wärmt die Bauch- und Beckenorgane.
- Fördert die Spiritusverteilung.
- Tonusregulierend.
- Deplethorisierend.
- Antidyskratisch.
- Antiskrofulös.

Temperamenten-, Konstitutionsbezug

- Phlegmatisches Temperament, Lymphatische Konstitution, Asthenische Konstitution, Oxygenoide Konstitution, Skrofulose.

Moderne Wirkung

- Appetitanregend, verdauungsfördernd, krampflösend, entstaut die Bauchlymphe.

Humorale Indikation

- Kalter Magen, kalte Leber, Phlegmatismus, Melancholismus, verstopfte Nerven, blockierter Spiritus animalis / Gehirnspiritus und Spiritus naturalis / Leberspiritus, Bauchplethora.

Moderne Indikation

- Hypoacider Magen, Verdauungsbeschwerden, Reizmagen, Magen-, Darmkrämpfe, Neurasthenie.

Modifikation

- Die Rezeptur mit ganzen Fenchelfrüchten mischen lassen und die jeweils benötigte Menge erst vor dem Gebrauch anstossen. Das garantiert eine höhere Ausbeute ätherischer Fenchelöle.

4.3 Rezeptur zur Stärkung der Zweiten Kochung/Leberkochung

Regt die Kochungen gesamthaft an; die Zweite Kochung / Leberkochung wird aber deutlich betont.

Rp.				
Cynarae folium	30.0	Artischockenblatt	warm 2	trocken 2
Cnici benedicti herba	20.0	Benediktenkraut	warm 1–2	trocken 2
Taraxaci folium	15.0	Löwenzahnblatt	kalt 1–2	trocken 2
Chelidonii herba	10.0	Schöllkraut	warm 3	trocken 3
Absinthii herba	10.0	Wermutkraut	warm 2	trocken 3
Verbenae citriodorae folium	15.0	Verbenenblatt	warm 1–2	trocken 1
M.f.spec.				
D.S.: 2–3 mal täglich 1 Teelöffel mit 1 Tasse kochendem Waser übergiessen und ca. 10 Minuten bedeckt ziehen lassen.				

Wirkungsbestimmende Inhaltsstoffe
- Bitterstoffe, Ätherische Öle, Flavonoide, Alkaloide.

Humorale Wirkung
- Wärmend 2, trocknend 2.
- Kochung- und Krisenfördernd.
- Stärkt Erste Kochung / Magenkochung und Zweite Kochung / Leberkochung.
- Zerteilt und leitet zähen Schleim aus.
- Leitet übermässige Schwarzgalle, Gelbgalle und Schärfen über Leber und Nieren aus.
- Fördert die Funktion des Spiritus naturalis.
- Wärmt und öffnet Leber, Magen, Milz und unterstützt ihren Konsensus.
- Sthenisierend.
- Deplethorisierend.
- Antidyskratisch.
- Antiskrofulös.

Temperamenten-, Konstitutionsbezug
- Asthenische Konstitution, Anämische Konstitution, Psorische Konstitution, Skrofulose.

Moderne Wirkung
- Appetitanregend, verdauungsfördernd, sekretionsfördernd, Leber-, Gallen-, Pankreassäfte anregend; stoffwechselanregend, fettstoffwechselregulierend, antirheumatisch, tonisierend.

Humorale Indikation
- Phlegmatismus, schwarzgallig durchsetzter Schleim, kalter Magen, kalte Leber, kalte Milz, verstopfte Leber, verstopfte Milz, Schleimansammlung in den Gelenken.

Moderne Indikation
- Verdauungsschwäche, Dyspepsie, Gelenkrheumatismus, Schwächezustände.

Kontraindikation
- Schwangerschaft, Stillzeit.
- Magen-Darmgeschwüre, Gallenwegsverschluss.

Praxis Tipp
- Um die trocknende Wirkung zu mildern kann etwas Rahm oder Honig zugesetzt werden.

5 Rezepturen zur Unterstützung des Temperaments

Bei den vier vorgeschlagenen Rezepturen ist das primäre Ziel die Eukrasie zu erhalten und häufiger auftretenden, temperamentspezifischen Säfteentgleisungen vorzubeugen. Dosierung und Verabreichung wird von Fall zu Fall variieren. Neben der kurmässigen Verabreichung kann auch die sporadische Einnahme nach Gutdünken des Patienten empfohlen werden.

5.1 Rezeptur zur Unterstützung des Cholerischen Temperaments

Beim Choleriker gilt es zur Gesundheitserhaltung prinzipiell Spannungstendenzen entgegen zu wirken, den Gallenfluss zu fördern und die Gewebe zu befeuchten.

Rp.				
Taraxaci radix cum folium	20.0	Löwenzahnwurzeln, -blatt	kalt 1–2	trocken 2
Melissae folium	15.0	Melissenblatt	warm 2	trocken 1
Menthae folium	15.0	Pfefferminzblatt	warm 2	trocken 2
Anserinae herba	20.0	Gänsefingerkraut	kalt 1	trocken 2
Malvae folium	15.0	Malvenblatt	neutral	feucht 2
Stellariae mediae herba	15.0	Vogelmierenkraut	kalt 2	feucht 3
Cyani flos	10.0	Kornblumenblüte	kalt 1	trocken 1
M.f.spec.				
D.S.: 1–2 mal täglich 1–2 Teelöffel mindestens 4 Std. kalt ausziehen, bedeckt kurz aufwärmen (nicht kochen), und lauwarm einnehmen.				

Wirkungsbestimmende Inhaltsstoffe

- Bitterstoffe, Gerbstoffe, Ätherische Öle, Schleimstoffe, Anthocyane, Flavonoide.

Humorale Wirkung

- Kühlend 2, befeuchtend 1.
- Stärkt Erste Kochung / Magenkochung und Zweite Kochung / Leberkochung.
- Leitet übermässige Gelbgalle, Schwarzgalle und Schärfen über Leber und Nieren aus.
- Öffnet und befeuchtet Magen, Leber und Darm.
- Hitze mildernd.
- Harmonisiert das Cholerische Temperament.
- Tonusregulierend.

Temperamenten-, Konstitutionsbezug

- Cholerisches Temperament, Sthenische Konstitution, Biliäre Konstitution.

Moderne Wirkung

- Verdauungsfördernd, gallenflussfördernd, schleimhautprotektiv, leicht krampflösend auf die Oberbauchorgane, leicht beruhigend.

Humorale Indikation

- Cholerismus, verstopfte Leber; Magen-, Darm-, Leber-Hitze; Trockenheit der Gewebe.

Moderne Indikation

- Leichte Magen-, Darmkrämpfe; Magen-, Darmschleimhautentzündungen; spastische Obstipation, leichte Spannungszustände.

5.2 Rezeptur zur Unterstützung des Phlegmatischen Temperaments

Beim Phlegmatiker gilt es es zur Gesundheitserhaltung den Stoffwechsel anzuregen, den Gewebetonus zu verbessern, das Immunsystem zu stärken und der Neigung zu Stockungen im Säfte- und Drüsensystem vorzubeugen.

Rp.				
Zingiberis radix	30.0	Ingwerwurzel	warm 3	trocken 1
Juniperi fructus cont.	10.0	Wacholderbeere	warm 3	trocken 1–2
Juglandis folium	15.0	Walnussblatt	warm 2	trocken 2
Cinnamomi cortex	15.0	Zimtrinde	warm 3	trocken 2–3
Foeniculi fructus	20.0	Fenchelfrucht	warm 3	trocken 1
Carthami flos	10.0	Färberdistelblüte	warm 1	trocken 1
M.f.spec.				
D.S.: 2 mal täglich 1–2 Teelöffel pro Tasse anstossen und mit 1 Tasse kochendem Wasser übergiessen und bedeckt 8–15 Minuten ziehen lassen.				

Wirkungsbestimmende Inhaltsstoffe
- Ätherische Öle, Scharfstoffe, Gerbstoffe, Bitterstoffe, Cumarine, Flavonoide.

Humorale Wirkung
- Wärmend 2–3, trocknend 2.
- Fördert die Kochungen.
- Leitet übermässige Schwarzgalle, Gelbgalle, Schleim und Schärfen über Leber, Milz, Nieren und Haut aus.
- Fördert die Spiritusverteilung.
- Unterstützt die Hautatmung / perspiratio insensibilis.
- Antiskrofulös.
- Sthenisierend.

Temperamenten-, Konstitutionsbezug
- Phlegmatisches Temperament, Lymphatische Konstitution, Asthenische Konstitution, Katarrhalische Konstitution, Skrofulose.

Moderne Wirkung
- Sekretionsfördernd, stoffwechselanregend, verdauungsfördernd, gallenflussfördernd, durchblutungsfördernd, lymphflussfördernd, leicht harntreibend, schleimlösend, schweissfördernd, tonisierend, abwehrstärkend, krampflösend auf das Verdauungssystem.

Humorale Indikation
- Kälte, übermässige Feuchtigkeit, Kochungsschwäche, kalter Magen, verschleimte Verdauungsdrüsen, Milz, Nieren, Lungen, Gefässe, Blut, Lymphe; verschleimte Gewebe, Plethora abdominalis, Schärfenbelastung, Skrofulose.

Moderne Indikation
- Verdauungsschwäche, Immunschwäche, Neigung zu Lymphödemen, Magen-Darmkrämpfe, Verstopfung, Arteriosklerose.

Kontraindikation
- Schwangerschaft und Stillzeit.

5.3 Rezeptur zur Unterstützung des Melancholischen Temperaments

Beim Melancholiker gilt es zur Gesunderhaltung den Organismus leicht zu wärmen und zu befeuchten, die Milzfunktion zu stützen, Stagnationen und Retentionen vorzubeugen.

Rp.				
Millefolii flos	15.0	Schafgarbenblüte	warm 1–2	trocken 1
Melissae folium	20.0	Melissenblatt	warm 2	trocken 1
Basilici herba	20.0	Basilikumkraut	warm 2	feucht 1
Malvae flos	15.0	Malvenblüte	neutral–warm 1	feucht 2
Hibisci flos	10.0	Karkadenblüte	kalt 1	feucht 1
Stellariae med. herba	10.0	Vogelmierenkraut	kalt 2	feucht 3
Liquiritae radix	10.0	Süssholz	warm1	feucht 1
M.f.spec.				
D.S.: 1–2 mal täglich 2–3 Teelöffel pro Tasse als Aufguss, 8–15 Minuten bedeckt ziehen lassen.				

Wirkungsbestimmende Inhaltsstoffe
- Ätherische Öle, Bitterstoffe, Flavonoide, Schleimstoffe, Saponine.

Humorale Wirkung
- Wärmend 1–2, befeuchtend 1–2.
- Stärkt Erste Kochung / Magenkochung und Zweite Kochung / Leberkochung.
- Stärkt Milz und Leber, verbessert ihren Konsensus.
- Leitet übermässige Schwarzgalle, Gelbgalle und Schärfen über Leber und Darm aus.
- Stärkt das nutritive Prinzip.
- Stärkt das Blutprinzip.
- Harmonisiert das Melancholische Temperament.
- Tonusregulierend.

Temperamenten-, Konstitutionsbezug
- Melancholisches Temperament, Carbonitrogenoide Konstitution.

Moderne Wirkung
- Erfrischend, mild anregend, verdauungsfördernd, nervenstärkend, leicht beruhigend, krampflösend auf die Verdauungsorgane, leicht schleimlösend, leicht abführend, schleimhautpflegend, entsäuernd.

Humorale Indikation
- Schwermütigkeit, Neigung zu schwarzgalligen und gelbgalligen Einlagerungen in den Geweben, Neigung zu trockenen Geweben.

Moderne Indikation
- Neigung zu Antriebslosigkeit, zwanghaftem Verhalten, spastische Verstopfung, Grübelei, Gedankenkreisen; Reizdarm, Reizmagen, innere Verspannung, Befürchtungen, grundlose Schwächegefühle, psychosomatische Beschwerden, Gewebeübersäuerung.

Modifikation
- Vogelmierenkraut (Stellariae mediae herba – kalt 2, feucht 3) lässt sich durch Malvenblatt (Malvae folium – neutral, feucht 1–2) ersetzen.

Praxis Tipp
- Ein 8–12 Stunden Kaltwasserauszug das anschliessend (mit der Droge) bedeckt kurz erhitzt (nicht gekocht) wird, betont die befeuchtende, nutritive Wirkung.

5.4 Rezeptur zur Unterstützung des Sanguinischen Temperaments

Beim Sanguiniker gilt es zur Gesundheitserhaltung das vegetative Nervensystem zu kräftigen, die Inzitabilität zu stabilisieren und das Kreislaufsystem zu harmonisieren. Gleichzeitig gilt es ihn allgemein zu zentrieren, seiner Neigung sich zu verlieren und zu verausgaben entgegen zu wirken.

Rp.				
Melissae folium	15.0	Melissenblatt	warm 2	trocken 1
Lavandulae flos	15.0	Lavendelblüte	warm 2	trocken 2
Angelicae radix	20.0	Engelwurzwurzel	warm 3	trocken 2–3
Crataegi folium	15.0	Weissdornblatt	neutral	trocken 1
Ginkgo folium	15.0	Ginkgoblatt	warm 1	neutral
Leonuri herba	10.0	Herzgespannkraut	warm 2	trocken 2
Urticae folium	10.0	Brennesselblatt	warm 2–3	trocken 2–3
M.f.spec.				
D.S.: 1–2 mal täglich1–2 Teelöffel mit einer Tasse kochendem Wasser übergiessen und bedeckt 5–8 Minuten ziehen lassen.				

Wirkungsbestimmende Inhaltsstoffe

- Ätherische Öle, Flavonoide, Bitterstoffe, Cumarine.

Humorale Wirkung

- Wärmend 2, trocknend 2.
- Stärkt die Erste Kochung / Magenkochung und Zweite Kochung / Leberkochung.
- Zerteilt zähen Schleim.
- Leitet Schärfen über Milz und Leber aus.
- Säftebewegend.
- Stärkt die Funktion des Spiritus vitalis.
- Wirkt Blockaden des Spiritus animalis / rationalis entgegen.
- Harmonisiert das Sanguinische Temperament.
- Tonusregulierend.

Temperamenten-, Konstitutionsbezug

- Sanguinisches Temperament, Hämatogene Konstitution, Neurogene Konstitution, Vegetativ labile Konstitution.

Moderne Wirkung

- Nervenstärkend, leicht beruhigend, konzentrationsfördernd, krampflösend auf die Verdauungsorgane.

Humorale Indikation

- Kochungsschwäche, Sanguisschwäche, verschleimte Herzgefässe, Brustplethora, verschleimtes Gehirn, floride Sanguinik.

Moderne Indikation

- Neurasthenie, vegetative Dystonie, Herzsensationen, Spannungsgefühle im Brustbereich, leichte Nervosität.

6 Befeuchtende Rezepturen

6.1 Rezeptur zur Befeuchtung der Gewebe

Stärkt und erhält die nutritiven Säfte, wirkt übermässiger Trockenheit und Hitze entgegen, verflüssigt zähen Schleim.

Rp.				
Malvae flos	15.0	Malvenblüte	neutral	feucht 1–2
Stellariae mediae herba	35.0	Vogelmierenkraut	kalt 2	feucht 3
Centellae asiaticae herba	10.0	Wassernabelkraut	warm 1–2	feucht 1
Basilici herba	20.0	Basilikumkraut	warm 2–3	feucht 1
Violae odoratae flos	10.0	Veilchenblüte	kalt 1	feucht 2
Liquiritiae rhizoma	10.0	Süssholzwurzel	neutral - warm 1	feucht 1
M.f.spec.				
D.S.: 2–3 mal täglich 2 Teelöffel mit einer Tasse heissem Wasser übergiessen und 10–15 Minuten bedeckt ziehen lassen oder die gleiche Menge in einer Tasse kaltem Wasser 4–6 Stunden ziehen lassen und vor der Einnahme leicht erwärmen.				

Wirkungsbestimmende Inhaltsstoffe
- Schleimstoffe, Saponine, Flavonoide, Aucubin, Ätherische Öle.

Humorale Wirkung
- Wärmend 1, befeuchtend 2.
- Nährt die physiologische Feuchtigkeit.
- Löst zähen Schleim.
- Leitet Schärfen über Milz, Nieren und Lymphe aus.
- Detonisierend.

Temperamenten-, Konstitutionsbezug
- Cholerisches Temperament, Melancholisches Temperament, Biliäre Konstitution, Carbonitrogenoide Konstitution.

Moderne Wirkung
- Reizlindernd, schleimhautschützend, entzündungshemmend, schleimlösend, stuhlregulierend, blutungsstillend, leicht harntreibend.

Humorale Indikation
- Trockenheit, schwarzgallig und gelbgallig durchsetzter Phlegmatismus, Nutritionsschwäche der Gewebe, Elastizitätsmangel der Gewebefasern, verschleimte Lungen, hitzige Schärfen.

Moderne Indikation
- Irritierte Schleimhäute, trockener Reizhusten, Heiserkeit, akute und chronische Darm-, Magen-, Lungen-, Vaginalschleimhautentzündungen; spastische Obstipation, Rigidität von Bändern und Sehnen, juckende Hämorrhoiden.

Modifikation
- Werden die Malvenblüten durch Malvenblätter ersetzt, nimmt zwar der Schleimanteil aber nicht notwendigerweise der befeuchtende Anteil zu, da der Schleim der Blätter dicker als der der Blüten ist.

Nebenwirkungen / Kontraindikation
- Die Resorption gleichzeitig eingenommener Medikamente kann verringert werden.

6.2 Rezeptur mit befeuchtender und Gewebe restaurierender Wirkung

Stärkt und erhält die nutritiven Säfte, unterstützt die Gewebebildung.

Rp.				
Galeopsidis herba		Hohlzahnkraut	warm 1	trocken 1
Plantaginis lancolatae folium		Spitzwegerichblatt	kalt 2	feucht 1
Graminis rhizoma	aa ad 90.0	Queckenwurzelstock	neutral	neutral - feucht 1
Liquiritiae radix	10.0	Süssholzwurzel	neutral – warm 1	feucht 1
M.f.spec.				
D.S.: 2 mal täglich 1 – 2 Teelöffel in 1 Tasse Wasser kalt ansetzen, 10 – 12 Std. mazerieren, bedeckt 5 Minuten sieden (nicht kochen).				

Wirkungsbestimmende Inhaltsstoffe

- Kieselsäure, Schleimstoffe, Gerbstoffe, Flavonoide, Saponine.

Humorale Wirkung

- Neutral – wärmend 1 und durch die vorgeschlagene Zubereitungsart befeuchtend 2.
- Fördert die nährenden Säfte.
- Stärkt die Dritte Kochung / Gewebekochung.
- Zerteilt zähen Schleim und leitet ihn aus.
- Leitet Schärfen über Darm und Nieren aus.

Temperamenten-, Konstitutionsbezug

- Melancholisches Temperament, Mesenchymal-hypoplastische Konstitution, Atonisch-asthenische Konstitution.

Moderne Wirkung

- Bindegewebsstärkend, Bindegewebsresistenz erhöhend, harntreibend, zusammenziehend, wundheilungsfördernd, auswurffördernd, entzündungshemmend, stoffwechselanregend, schleimhautschützend.

Humorale Indikation

- Nutritionsmangel der Gewebe, Trockenheit der Gewebe, Elastizitätsmangel der Gewebefasern, verschleimte Lungen und Nieren; Schärfenbelastung.

Moderne Indikation

- Bindegewebsschwäche, Neigung zu Sehnen-, Bänderschäden; trockener Husten, chronische Bronchitis, Schleimhauterosionen von Magen und Duodenum, Wundheilungsstörungen.

7 Kühlende Rezeptur

7.1 Rezeptur zur Senkung übermässiger Hitze

Mildert die Hitze übermässiger Gelbgalle und hitziger Schärfen.

Rp.				
Salicis folium	20.0	Weidenblatt	kalt 2	trocken 1
Tussilaginis folium	20.0	Huflattichblatt	kalt 1	feucht 2
Rumicis acetosae herba	20.0	Sauerampferkraut	kalt 2	neutral – trocken 1
Violae odoratae flos	15.0	Veilchenblüte	kalt 1	feucht 2
Hibisci sabdariffae flos	15.0	Hibiskusblüte	kalt 1	feucht 1
Cyani flos	10.0	Kornblumenblüte	kalt 1	trocken 1
M.f.spec.				
D.S: 2–3 mal täglich 2–3 Teelöffel mit 1 Tasse kochendem Wasser übergiessen und 15 Minuten ziehen lassen oder in 1 Tasse Wasser mindestens 4 Stunden ziehen lassen und kurz erwärmen (nicht kochen).				

Wirkungsbestimmende Inhaltsstoffe
- Schleimstoffe, Flavonoide, Anthocyane, Oxalsäure, Salicin.

Humorale Wirkung
- Kühlend 1–2, neutral–befeuchtend 1.
- Kühlt überhitzte Gelbgalle.
- Mildert hitzige Schärfen.
- Detonisierend.

Temperamenten-, Konstitutionsbezug
- Cholerisches Temperament, Biliäre Konstitution.

Moderne Wirkung
- Fiebersenkend, schleimhautschützend, schleimlösend, reizmildernd.

Humorale Indikation
- Cholerismus, hitzige Schärfen, Hitzen im Herz, Schärfenvikariationen über Haut und Schleimhäute, verstopfte Leber und Milz.

Moderne Indikation
- Fieber, Bronchitis, Reizhusten, Schleimhautentzündungen im Bronchial- und Verdauungssystem, Durchfall, akute Gastritis, Colitis ulcerosa, Morbus Crohn, Anspannung.

Kontraindikation
- Salicinunverträglichkeit
- Neigung zu Oxalatsteinen.

8 Trocknende Rezeptur

8.1 Rezeptur zum Trocknen übermässiger Feuchtigkeit im Körper

Wärmt und öffnet die Nieren, leitet übermässige Feuchtigkeit aus.

Rp.				
Juniperi fructus	40.0	Wacholderbeere	warm 3	trocken 1–2
Centaurii herba	25.0	Tausendgüldenkraut	warm 1–2	trocken 2–3
Absinthii herba	15.0	Wermutkraut	warm 2	trocken 3
Meliloti herba	20.0	Steinkleekraut	warm 1	neutral
M.f.spec.				
D.S.: 1–2 mal täglich 1–2 Teelöffel anstossen, mit einer Tasse kochendem Wasser übergiessen und 10–15 Minuten bedeckt ziehen lassen.				

Wirkungsbestimmende Inhaltsstoffe
- Ätherische Öle, Bitterstoffe, Flavonoide, Gerbstoffe, Cumarine.

Humorale Wirkung
- Wärmend 2, trocknend 2.
- Kochungsfördernd.
- Bewegt und leitet kalte, zähe, schärfendurchsetzte Feuchtigkeiten aus.
- Zerteilt zähen Schleim.
- Treibt alle faulichten Feuchtigkeiten aus.
- Leitet übermässige Gelbgalle, Schwarzgalle und Schärfen über Leber und Nieren aus.
- Erwärmt und öffnet Magen, Leber, Milz, Nieren, Lungen und Gebärmutter.
- Antidyskratisch.
- Sthenisierend.

Temperamenten-, Konstitutionsbezug
- Phlegmatisches Temperament, Lymphatische Konstitution, Katarrhalisch-rheumatische Konstitution, hydrogenoide Konstitution.

Moderne Wirkung
- Harntreibend, verdauungsfördernd, allgemein sekretionsfördernd, schweisstreibend, lymphbewegend, gallenflussfördernd, blähungswidrig, menstruationsfördernd, tonisierend.

Humorale Indikation
- Alle Formen übermässiger Feuchtigkeit, Säftestau, kalter Magen, kalte Leber, kalte Nieren.

Moderne Indikation
- Wasseransammlungen im Gewebe, Lymphstauungen, Appetitlosigkeit, Verdauungsbeschwerden, Dyspepsie, Magenschwäche, Nierenfunktionsschwäche, Nierengriess, Neigung zu Nierensteinen.

Kontraindikation
- Schwangerschaft, Stillzeit.
- Ödeme infolge insuffizienter Herz- und Nierenfunktion.

Praxis Tipp
- Werden die Wacholderbeeren / Juniperi fructus erst kurz vor Gebrauch angestossen, ist der Tee stärker wirksam.

9 Wärmende Rezepturen

9.1 Rezeptur aus den vier grossen wärmenden Samen

Eine seit der Antike gebräuchliche Rezeptur, bestehend aus den „vier grossen erwärmenden Samen“ *(Semen quatuor calida majora)*.

Rp.				
Foeniculi dulc. fructus cont.		Fenchelfrucht angestossen	warm 2–3	trocken 1
Carvi fructus cont.		Kümmelfrucht angestossen	warm 3	trocken 3
Anisi fructus cont.		Anisfrucht angestossen	warm 2–3	trocken 3
Cumini fructus cont.	aa 25.0	Kreuzkümmelfrucht angestossen	warm 3	trocken 3
M.f.spec.				
D.S.: 2–3 mal täglich 1–2 Teelöffel mit einer Tasse siedendem Wasser übergiessen, 8–12 Minuten bedeckt ziehen lassen.				

Humorale Wirkung

- Wärmend 2–3, trocknend 2–3.
- Stärkt die Erste Kochung / Magen-Kochung.
- Leitet übermässigen Schleim, Schwarzgalle und Schärfen über Nieren, Gebärmutter und Haut aus.
- Säftebewegend.
- Reinigt den Körper von Winden.
- Unterstützt die Spirituskochung in Lungen, Herz, Leber und Gehirn.
- Fördert die Spiritusverteilung.
- Detonisierend.
- Antidyskratisch.
- Antiskrofulös.

Moderne Wirkung

- Appetitanregend, verdauungsfördernd, blähungswidrig, krampflösend auf die glatte Muskulatur, schleimlösend, milchbildungsfördernd, darmflora-regulierend, stoffwechselanregend, schweisstreibend, leicht harntreibend, entzündungshemmend, menstruationsfördernd.

Humorale Indikation

- Kälte, Schwäche der Ersten Kochung, verschleimter Darm, Lungen, Gebärmutter, Milz, Nieren, Gelenke, Kopf und Augen; Schärfenbelastung, Blutschwäche, verschleimtes, schärfendurchsetztes Blut; melancholische Stimmung, Libidoschwäche, Skrofulose.

Moderne Indikation

- Stoffwechselschwäche, Verdauungsschwäche, Magen-Darmkrämpfe, Blähungen, Völlegefühl, Dyspepsie, Darmverpilzung, Appetitlosigkeit, Reizmagen, Reizdarm, Erkältung, Bronchitis, Husten, Milchmangel bei Stillenden, häufiges Frieren, krampfhafte Menstruationsbeschwerden, Verstopfung, Durchfall mit Krämpfen, leichte Lymphstauungen.

Modifikation

- Durch Beigabe von etwas Honig, Rahm oder Süssholz kann die trocknende Eigenschaft gemildert werden.

Praxis Tipp

- Ausgezeichneter Basis-Tee für ständig frierende Menschen.

9.2 Rezeptur zur Erwärmung der Lungen

Wärmt und öffnet die Lungen und verbessert die Spiritusbereitung.

Rp.				
Anisi fructus	25.0	Anisfrucht	warm 2–3	trocken 3
Thymi herba	25.0	Thymiankraut	warm 3	trocken 3
Pulmonariae herba	20.0	Lungenkraut	neutral	feucht 1
Urticae folium	20.0	Brennesselblatt	warm 2–3	trocken 2–3
Angelicae radix	10.0	Engelwurzwurzel	warm 3	trocken 2–3
M.f.spec.				
D.S.: 2–3 mal täglich 1–2 Teelöffel anstossen und mit siedendem Wasser übergiessen, bedeckt 10–15 Minuten ziehen lassen.				

Wirkungsbestimmende Inhaltsstoffe
- Ätherische Öle, Flavonoide, Kieselsäure, Gerbstoffe, Cumarine, Bitterstoffe.

Humorale Wirkung
- Wärmend 2, trocknend 2.
- Kochungsfördernd.
- Leitet schwarzgallig durchsetzten Schleim aus den Lungen über die Nieren aus.
- Unterstützt die Spirituskochung in den Lungen.
- Reguliert den Tonus der Lungen.
- Fördert den Konsensus von Lungen und Nieren.

Temperamenten-, Konstitutionsbezug
- Phlegmatisches Temperament, Melancholisches Temperament, Asthenische Konstitution, Lymphatische Konstitution, Carbonitrogenoide Konstitution.

Moderne Wirkung
- Krampflösend auf die Bronchialmuskulatur, schleimlösend, stoffwechselanregend, bindegewebsstärkend, leicht schweisstreibend, leicht harntreibend, entzündungshemmend.

Humorale Indikation
- Kältezustände, Mangelhafte Spirituskochung in den Lungen, verschleimte Lungen und Nieren, melancholisch durchsetzter Schleim in den Lungen.

Moderne Indikation
- Feuchte Bronchitis, chronische Bronchitis, Husten.

Modifikation
- Durch Beigabe von etwas Honig kann die trocknenden Eigenschaft abgemildert werden.
- Durch einen weinigen (Wasser-Wein-Gemisch oder reinen Wein) Auszug wird die wärmende Eigenschaft verstärkt.

9.3 Rezeptur zur Erwärmung der Nieren

Wärmt und öffnet die Nieren und stärkt deren Funktionen.

Rp.				
Orthosiphonis herba	40.0	Orthosiphonkraut	warm 1–2	trocken 1
Juniperi fructus cont.	20.0	Wacholderfrucht angestossen	warm 3	trocken 1–2
Juglandis folium	20.0	Walnussblatt	warm 2	trocken 2
Saturejae montanae herba	20.0	Bergbohnenkraut	warm 2–3	trocken 2
M.f.spec.				
D.S.: 2 mal täglich 1–2 Teelöffel mit 1 Tasse kochendem Wasser übergiessen, 10 Minuten bedeckt ziehen lassen.				

Wirkungsbestimmende Inhaltsstoffe

- Ätherische Öle, Gerbstoffe, Beta-Sitosterol, Bitterstoffe, Flavonoide.

Humorale Wirkung

- Wärmend 2, trocknend 1–2.
- Kochungsfördernd.
- Nieren wärmend.
- Leitet Schärfen über die Nieren aus.
- Fördert den Konsensus von Nieren und Haut.
- Tonusregulierend.

Temperamenten-, Konstitutionsbezug

- Katarrhalisch-rheumatische Konstitution, Azide Diathese.

Moderne Wirkung

- Harntreibend, entzündungshemmend, krampflösend, entsäuernd, antirheumatisch.

Humorale Indikation

- Kalte, verschleimte Nieren, verstopfte Nieren, Schärfenablagerungen im Gewebe, Rheumatismus.

Moderne Indikation

- Harnwegsentzündungen, Blasenentzündung, Nierengriess, Rheumatische Erkrankungen, Chronische Haut- und Gelenkerkrankungen, Gicht, Müdigkeit, Ödeme.

Kontraindikation

- Ödeme infolge eingeschränkter Herz- oder Nierenleistung. Nierenentzündung.

10 Besänftigende Rezepturen

Hier geht es darum, die Reizempfänglichkeit des Organismus leicht herabzusetzen, damit die Heftigkeit eines inneren oder äusseren Eindrucks die Grundkrankheit nicht verstärkt.

10.1 Besänftigende Rezeptur

Wirkt einhüllend und reizmildernd, ohne dabei sedierend zu sein.

Rp.				
Malvae folia	30.0	Malvenblatt	neutral	feucht 2
Tiliae flos	15.0	Lindenblüte	warm 1–2	trocken 1
Malvae flos	15.0	Malvenblüte	neutral	feucht 1–2
Matricariae flos		Kamillenblüte	warm 1–2	trocken 1–2
Melissae folium	aa ad 100.0	Melissenblatt	warm 2	trocken 1
M.f.spec.				
D.S.: 2–3 mal täglich 1–2 Teelöffel pro Tasse mit heissem Wasser übergiessen und bedeckt 15 Minuten ziehen lassen oder 1–2 Teelöffel pro Tasse in kaltem Wasser ansetzen, 4–12 Stunden ziehen lassen, kurz erwärmen (nicht kochen), abseihen.				

Wirkungsbestimmende Inhaltsstoffe

- Schleimstoffe, Ätherische Öle, Gerbstoffe, Flavonoide.
- Je länger die Mazeration dauert, desto mehr Schleimstoffe enthält der Auszug.

Humorale Wirkung

- Wärmend 1, neutral - feucht 1 - 2.
- Bindet und leitet Schärfen über den Darm aus.
- Senkt übermässige Hitze.
- Nährt die nutritiven Säfte.
- Löst und bewegt Schleim.
- Allgemein lindernd / besänftigend.
- Detonisierend.

Temperamenten-, Konstitutionsbezug

- Spasmophile Diathese, Azide Diathese.

Moderne Wirkung

- Reizlindernd auf die Schleimhäute, entzündungshemmend, leicht schmerzlindernd, beruhigend, leicht krampflösend, leicht abführend, schleimlösend, auswurffördernd.

Humorale Indikation

- Erhöhte Irritabilität, irritable Schwäche, hitzige Schärfen, Cholerismus, Schärfenbelastung, Trockenheit der Gewebe.

Moderne Indikation

- Erhöhte Empfindlichkeit körperlich und seelisch, Schleimhautentzündungen, irritierte Schleimhäute, trockene Bronchitis, akute und chronische Magen-Darmschleimhautentzündungen, leichte Unruhe, Anspannung, Fieber, Nervosität, Schlafschwierigkeiten.

Kontraindikation

- Kann die Resorption gleichzeitig eingenommener Medikamente beeinträchtigen.

10.2 Rezeptur zur Besänftigung der Psyche

Besänftigt die erhöhte Reizempfänglichkeit.

Rp.				
Loti corniculati herba	60.0	Hornkleekraut	warm 1	trocken 1–2
Trifolii albi flos	15.0	Weisskleeblüte	warm 1	neutral
Trifolii rubri flos	15.0	Rotkleeblüte	warm 1	neutral
Rhoeados flos	10.0	Klatschmohnblüte	kalt 1	feucht 1
M.f.spec.				
D.S.: 2 mal täglich 1–2 Teelöffel mit 1 Tasse kochendem Wasser übergiessen und bedeckt 15 Minuten ziehen lassen.				

Wirkungsbestimmende Inhaltsstoffe
- Flavonoide, Alkaloide, Schleimstoffe.

Humorale Wirkung
- Wärmend 1, neutral-trocknend 1.
- Mildert Schärfen.
- Reizmildernd.
- Leicht detonisierend.

Temperamenten-, Konstitutionsbezug
- Cholerisches Temperament, Sanguinisches Temperament, Carbonitrogenoide Konstitution, Hämatogene Konstitution, Neurogene Konstitution, Oxygenoide Konstitution, Endokrin-vegetative Konstitution.

Moderne Wirkung
- Beruhigend, leicht angstlösend, krampflösend, entspannend, schlaffördernd, entzündungshemmend.

Humorale Indikation
- Erhöhte Irritabilität, Schärfenbelastung, floride Sanguinik.

Moderne Indikation
- Erhöhte psychische Empfindlichkeit, Nervosität, Ängste, Unruhe, Spannungszustände, Schlafstörungen, Aggressionen.

11 Roborierende Rezepturen

Roborierende Rezepturen werden zur allgemeinen Kräftigung des Organismus eingesetzt und unterscheiden sich von tonisierenden Mischungen durch ihre langanhaltendere und ausgleichendere Wirkung.

11.1 Roborierende Rezeptur mit adaptogenem Charakter

Rp.				
Eleutherococci radix	50.0	Taigawurzel	warm 1	feucht 1
Gentianae radix	20.0	Enzianwurzel	warm 2	trocken 2
Imperatoriae rhizoma	15.0	Meisterwurzwurzelstock	warm 3	trocken 3
Liquiritiae radix	15.0	Süssholzwurzel	warm 1	feucht 1
M.f.spec.				
D.S.: 2–3 mal täglich 1–2 Teelöffel mit einer Tasse kochendem Wasser übergiessen und 15 Minuten bedeckt ziehen lassen oder im gleichen Mengenverhältnis kalt ansetzen, bedeckt kurz aufkochen und 5 Minuten ziehen lassen.				

Wirkungsbestimmende Inhaltsstoffe

- Eleutheroside, Saponine, Polysyccharide, Bitterstoffe, Ätherische Öle.

Humorale Wirkung

- Wärmend 1–2, neutral.
- Stärkt die Drei Kochungen (Magen–Leber–Gewebe).
- Leitet Schärfen über die Leber aus.
- Kräftigt und nährt das Blutprinzip.
- Sthenisierend.

Temperamenten-, Konstitutionsbezug

- Asthenische Konstitution, Anämische Konstitution, Lymphatische Konstitution.

Moderne Wirkung

- Kräftigend, Stresstoleranz erhöhend, antriebssteigernd, antioxidativ, stärkt das Immunsystem, verkürzt die Rekonvaleszenzzeit.

Humorale Indikation

- Asthenie, irritable Schwäche, Kältezustände, Trockenheit, Kochungsschwäche, kalter Magen, kalte Leber, Blutschwäche, Nutritionsschwäche.

Moderne Indikation

- Schwächezustände, Stress und seine Folgen, Infektanfälligkeit, Konzentrationsschwäche, Müdigkeit, Libidoschwäche, Gefühl der Überforderung.

Kontraindikation

- Vorsicht bei Hypertonie.

11.2 Roborierende Rezeptur mit nutritivem Charakter

Rp.				
Scolopendrii herba	30.0	Hirschzungenfarnkraut	kalt 1	trocken 1
Cetrariae islandicae lichen	30.0	Isländ. Moos Flechte	warm 1	feucht 1–2
Millefolii herba	25.0	Schafgarbenkraut	warm 1	trocken 1
Liquiritiae radix	15.0	Süssholzwurzel	warm 1	feucht 1
M.f.spec.				
D.S.: 2–3 mal täglich 1 (bis 2) Teelöffel mit 1 Tasse kochendem Wasser übergiessen und 15 Minuten ziehen lassen oder im gleichen Mengenverhältnis mindestens 4 Stunden kalt ausziehen und vor dem Abseihen kurz erwärmen (nicht kochen).				

Wirkungsbestimmende Inhaltsstoffe
- Bitterstoffe, Schleimstoffe, Flechtensäuren, Ätherische Öle, Gerbstoffe.

Humorale Wirkung
- Wärmend 0–1, neutral.
- Stärkt Erste Kochung / Magen-Kochung, Zweite Kochung / Leber-Kochung und Dritte Kochung / Gewebekochung.
- Leitet übermässige Gelbgalle, Schwarzgalle und Schärfen über Leber und Milz aus.
- Zerteilt zähen Schleim.
- Fördert den Konsensus von Leber und Milz.
- Fördert den Gewebeaufbau.
- Stärkt die Milz.
- Antikatarrhalisch.
- Sthenisierend.

Temperamenten-, Konstitutionsbezug
- Melancholisches Temperament, Cholerisches Temperament, Biliäre Konstitution, Carbonitrogenoide Konstitution, Hypoplastischer Lymphatismus, Asthenische Konstitution, Skrofulose.

Moderne Wirkung
- Stärkend, gallenflussfördernd, appetitsteigernd, schleimlösend, abwehrstärkend, reizlindernd auf irritierte Schleimhäute, krampflösend, hustenreizlindernd.

Humorale Indikation
- Trockenheit, Asthenie, Nutritionsschwäche, zähe Verschleimung, Kochungsschwäche, verschleimter Magen, trockener Magen, Schärfenvikariationen über Haut und Schleimhäute, verstopfte Leber und Milz.

Moderne Indikation
- Schwächezustände, schwächender Husten, Verdauungsschwäche, chronische Bronchitis, trockener Husten, Schleimhautentzündungen von Lungen-, Magen, und Darm; unterstützend in der Rekonvaleszenz.

Kontraindikation
- Schwangerschaft, Stillzeit.

11.3 Roborierende und resolvierende Rezeptur

Vereint fünf der wichtigsten Roborantien mit resolvierender (auflösender) Wirkung.

Rp.				
Taraxaci radix et folium	30.0	Löwenzahnwurzel mit Blatt	kalt 1–2	trocken 2
Fumariae herba	20.0	Erdrauchkraut	warm 1–2	trocken 2
Millefolii herba	20.0	Schafgarbenkraut	warm 1	trocken 1
Benedicti herba	20.0	Benediktendistelkraut	warm 1–2	trocken 2
Liquiritiae radix	10.0	Süssholzwurzel	warm 1	feucht 1
M.f.spec.				
D.S.: 2–3 mal täglich 1 Teelöffel mit einer Tasse kochendem Wasser übergiessen, bedeckt 8–12 Minuten ziehen lassen.				

Wirkungsbestimmende Inhaltsstoffe

- Bitterstoffe, Ätherische Öle, Flavonoide, Alkaloide, Gerbstoffe, Mineralien.

Humorale Wirkung

- Wärmend 1, trocknend 1–2.
- Kochungs- und Krisenfördernd.
- Stärkt Erste Kochung / Magenkochung und Zweite Kochung / Leberkochung.
- Leitet übermässige Schwarzgalle, Gelbgalle und Schärfen über Leber und Milz aus.
- Zerteilt und leitet zähen Schleim aus.
- Lockert verfestigte Säfte, führt sie der Ausscheidung zu.
- Sthenisierend.
- Antidyskratisch.
- Deplethorisierend.

Temperamenten-, Konstitutionsbezug

- Phlegmatisches Temperament, Asthenische Konstitution, Lymphatische Konstitution, Plethorische Konstitution, Biliäre Konstitution, Carbonitrogenoide Konstitution, Azide Diathese, Skrofulose.

Moderne Wirkung

- Sekretionsfördernd, gallenflussfördernd, verdauungsfördernd, schleimlösend, stoffwechselanregend, antirheumatisch, tonisierend.

Humorale Indikation

- Phlegmatismus, Melancholismus, gipsartige Verschleimung der Gelenke und des Kopfs; verstopfte Milz, Leber, Nieren, Darm, Gebärmutter, Schwäche der Ersten Kochung / Magenkochung und Zweiten Kochung / Leberkochung, Bauchplethora, Rheumatismus.

Moderne Indikation

- Chronische Verdauungsschwäche, Übersäuerung, Obstipation, Arthrose, Gicht, Stein- und Griessleiden, Funktiosschwäche der Leber, Nieren, Milz, Haut und Schleimhäute; Hämorrhoiden, Tonusmangel, Immunschwäche, Anämie, Nervenschwäche, chronische Ekzeme, chronische Schwächezustände, Neurasthenie, depressive Verstimmung.

Kontraindikation

- Schwangerschaft.

Praxis Tipp

- Auf ausreichende Flüssigkeitszufuhr achten.

11.4 Roborierende Rezeptur mit exitierender Kraft

Kräftigend und Incitabilität erhöhend.

Rp.				
Millefolii herba	40.0	Schafgarbenkraut	warm 1	trocken 1
Aurantii amarae folium	30.0	Orangenblatt bitter	warm 1	trocken 1–2
Menthae crispae folium	30.0	Krausenminzenblatt	warm 2	trocken 2
M.f.spec.				
D.S.: 2–3 mal täglich 1–2 Teelöffel mit einer Tasse heissem Wasser übergiessen und 10 Minuten ziehen lassen.				

Wirkungsbestimmende Inhaltsstoffe

- Bitterstoffe, Ätherische Öle, Gerbstoffe, Flavonoide.

Humorale Wirkung

- Wärmend 1–2, trocknend 1–2.
- Stärkt Erste Kochung / Magen-Kochung und Zweite Kochung / Leber-Kochung.
- Leitet übermässige Gelbgalle, Schwarzgalle und Schärfen über die Leber aus.
- Fördert die Spiritusverteilung, besonders den Spiritus animalis/rationalis (Gehirn-Spiritus).
- Sthenisierend.
- Antiskrofulös.

Temperamenten-, Konstitutionsbezug

- Phlegmatisches Temperament, Lymphatische Konstitution, Asthenische Konstitution, Torpide Skrofulose.

Moderne Wirkung

- Stärkend, antriebssteigernd, gallenflussfördernd, schweisstreibend, appetitsteigernd, krampflösend auf Magen und Darm, blähungswidrig.

Humorale Indikation

- Asthenie, Kälte, Kochungsschwäche, kalter Magen, verstopfte Leber und Milz, blockierter Spiritus animalis (Gehirn-Spiritus).

Moderne Indikation

- Schwächezustände, Antriebslosigkeit, Lethargie, krampfartige Oberbauchbeschwerden, Appetitmangel, Blähungen, Dyspepsie, Kopfschmerzen.

Kontraindikation

- Erhöhte Incitabilität.
- Schwangerschaft, Stillzeit.

11.5 Roborierende und Tonusregulierende Rezeptur

Rp.				
Betonicae herba		Betonienkraut	warm 1–2	trocken 1- 2
Verbenae herba		Eisenkraut	warm 1–2	trocken 1
Origani herba		Oreganokraut	warm 3	trocken 3
Millefolii herba	aa ad 100.0	Schafgarbenkraut	warm 1	trocken 1
M.f.spec.				
D.S.: 2–3 mal täglich 1–2 Teelöffel mit 1 Tasse siedendem Wasser übergiessen und bedeckt 10 Minuten ziehen lassen.				

Wirkungsbestimmende Inhaltsstoffe

- Bitterstoffe, Ätherische Öle, Flavonoide.

Humorale Wirkung

- Wärmend 2, trocknend 1–2.
- Stärkt Erste Kochung / Magenkochung und Zweite Kochung / Leberkochung.
- Schleim kochend.
- Leitet übermässige Gelbgalle und Schwarzgalle über die Leber aus.
- Stärkt die Blutplastizität.
- Tonusregulierend.
- Deplethorisierend.
- Dekongestiv.
- Antidyskratisch.

Temperamenten-, Konstitutionsbezug

- Phlegmatisches Temperament, Sanguinisches Temperament, Lymphatische Konstitution, Hämatogene Konstitution, Neurogene Konstitution, Oxygenoide Konstitution, Nephrogene Konstitution, Gastrische Konstitution, Vegetativ-labile Konstitution, Anämische Konstitution, Hämangiotische Konstitution, Katarrhalisch-rheumatische Konstitution, Asthenische Konstitution, Spasmophile Diathese.

Moderne Wirkung

- Verdauungsfördernd, gallenflussfördernd, appetitanregend, menstruationsfördernd, krampflösend, stärkend.

Humorale Indikation

- Asthenie, Schwächezustände, kalter Magen, verstopfte Leber, kalte Gebärmutter, Becken-, Bauch-, Brust-, Kopfplethora; Beckenkongestion, Brustkongestion, Schärfendurchsetzter Phlegmatismus, Melancholismus, Cholerismus, floride Sanguinik, Blutplastizitätsschwäche, Säfteflussstörungen.

Moderne Indikation

- Appetitlosigkeit, Verdauungsbeschwerden, Magen-, Darmkrämpfe, Menstruationskrämpfe, ausbleibende Menstruationsblutung, Spannungsgefühle im Becken-, Bauch-, Brust-, Kopfbereich.

Kontraindikation

- Schwangerschaft.

12 Restaurierende Rezepturen

Unterstützen die aufbauenden, wiederherstellenden Kräfte der Dritten Kochung / Gewebekochung. Sie haben also nährenden Charakter für die Gewebe. Siehe auch Kapitel *Befeuchtende Rezepturen* auf Seite 33.

12.1 Rezeptur zur Unterstützung des Blut- und Gewebeaufbaus

Stärkt die Kochungen, kräftigt und vermehrt das Blut.

Rp.				
Millefolii herba		Schafgarbenkraut	warm 1	trocken 1
Abrotani herba		Eberrautenkraut	warm 3	trocken 3
Nasturtii herba		Brunnenkressenkraut	warm 2	trocken 1
Urticae folium		Brennesselblatt	warm 2–3	trocken 2–3
Galeopsidis herba	aa ad 100.0	Hohlzahnkraut	warm 1	trocken 1
M.f.spec.				
D.S.: 2–3 mal täglich 1–2 Teelöffel mit einer Tasse kochendem Waser übergiessen und bedeckt 10–15 Minuten ziehen lassen oder 1–2 Teelöffel in einer Tasse kaltem Wasser mindestens 8 Stunden mazerieren und anschliessend bedeckt zum Siedepunkt bringen und 5 Minuten ziehen lassen.				

Wirkungsbestimmende Inhaltsstoffe

- Bitterstoffe, Ätherische Öle, Saponine, Cumarine, Flavonoide, Eisen, viele Mineralien.

Humorale Wirkung

- Wärmend 2, trocknend 1–2.
- Erste Kochung / Magenkochung stärkend, speziell die Chylusbildung verbessernd, Zweite Kochung / Leberkochung und Dritte Kochung / Gewebekochung stärkend.
- Blutplastizität fördernd.
- Schärfen über Leber und Nieren ausleitend.
- Sthenisierend.
- Deplethorisierend.
- Antidyskratisch.

Temperamenten-, Konstitutionsbezug

- Phlegmatisches Temperament, Anämische Konstitution, Lymphatische Konstitution, Asthenische Konstitution, Plethorische Konstitution, Skrofulose, Allergische Diathese.

Moderne Wirkung

- Verdauungsfördernd, leicht harntreibend, stoffwechselanregend, blutbildend, tonisierend, darmschleimhautstärkend.

Humorale Indikation

- Kältezustände, Schwäche der Drei Kochungen, verschleimter Magen, Milz, Leber, Nieren; verschleimtes Blut, Blutplastizitätsschwäche, Beckenplethora, Bauchplethora.

Moderne Indikation

- Schwäche des blutbildenden Systems, unterstützend bei Anämie, Schwächezustände, Menstruationskrämpfe, Stockungen im abdominellen Lymphsystem, Funktionsstörungen des Darmschleimhaut assoziierten Immunsystems.

Kontraindikation

- Schwangerschaft.

12.2 Rezeptur zur Förderung der Wundheilung

Rp.				
Millefolii herba		Schafgarbenkraut	warm 1	trocken 1
Centellae herba		Wassernabelkraut	warm 1–2	feucht 1
Urticae folium		Brennesselblatt	warm 2–3	trocken 2–3
Galeopsidis herba	aa ad 100.0	Hohlzahnkraut	warm 1	trocken 1
M.f.spec.				
D.S.: 2–3 mal täglich 1–2 Teelöffel mit einer Tasse kochendem Waser übergiessen und bedeckt 10–15 Minuten ziehen lassen oder 1–2 Teelöffel in einer Tasse kaltem Wasser mindestens 4 Stunden mazerieren und anschliessend bedeckt zum Siedepunkt bringen und 5 Minuten ziehen lassen.				

Wirkungsbestimmende Inhaltsstoffe

- Bitterstoffe, Ätherische Öle, Saponine, Cumarine, Flavonoide, Eisen, viele Mineralien.

Humorale Wirkung

- Wärmend 2, trocknend 1-2.
- Stärkt Erste Kochung/Magenkochung, Zweite Kochung/Leberkochung und Dritte Kochung/Gewebekochung.
- Fördert die Blutplastizität.
- Säftebewegend.
- Leitet übermässigen Schleim und Schärfen über Nieren und Leber aus.
- Deplethorisierend.
- Antidyskratisch.
- Sthenisierend.

Temperamenten-, Konstitutionsbezug

- Phlegmatisches Temperament, Anämische Konstitution, Lymphatische Konstitution, Asthenische Konstitution, Plethorische Konstitution, Skrofulose, Allergische Diathese.

Moderne Wirkung

- Verdauungsfördernd, leicht harntreibend, stoffwechselanregend, blutbildend, tonisierend.

Humorale Indikation

- Kälte, Schwäche der Dritten Kochung/Gewebekochung, Verschleimung von Magen, Milz, Leber, Nieren; verschleimtes Blut, Blutplastizitätsschwäche.

Moderne Indikation

- Schwäche des blutbildenden Systems, unterstützend bei Anämie, Stockungen im abdominellen Lymphsystem, chronische Wunden, nach Operationen um die Wundheilung anzuregen, Schwächezustände.

12.3 Rezeptur zur Vermehrung der Blutplastizität der Frau

Stärkt den Substanzaspekt des Blutes, ist vor allem für Frauen geeignet.

Rp.				
Millefolii herba	25.0	Schafgarbenkraut	warm 1	trocken 1
Urticae folium	25.0	Brennesselblatt	warm 2–3	trocken 2–3
Alchemillae herba	25.0	Frauenmantelkraut	neutral	trocken 1–2
Verbenae herba	25.0	Eisenkraut	warm 1–2	trocken 1
M.f.spec.				
D.S.: 2–3 mal täglich 1–2 Teelöffel mit 1 Tasse kochendem Wasser übergiessen und bedeckt 10–15 Minuten ziehen lassen.				

Wirkungsbestimmende Inhaltsstoffe

- Bitterstoffe, Mineralien, Gerbstoffe, Flavonoide, Ätherische Öle.

Humorale Wirkung

- Wärmend 1-2, trocknend 1-2.
- Stärkt die Drei Kochungen (Magenkochung, Leberkochung, Gewebekochung).
- Vermehrt die Blutplastizität.
- Leitet Schärfen über Leber, Milz und Nieren aus.
- Sthenisierend.
- Roborierend.

Temperamenten-, Konstitutionsbezug

- Phlegmatisches Temperament, Anämische Konstitution, Lymphatische Konstitution, Asthenische Konstitution.

Moderne Wirkung

- Tonisierend, krampflösend, stärkt den weiblichen Unterleib.

Humorale Indikation

- Kochungsschwäche, Blutbildungsschwäche, Plastizitätsschwäche des Bluts, Chlorose, hitzige Schärfen im Blut.

Moderne Indikation

- Anämie, Blutungsneigung, Schwächezustände nach der Menstruation, starke Menstruationsblutungen.

13 Rezepturen zur Detonisierung

Wirken hypersthenischen Zuständen entgegen, senken überhöhten Tonus und regulieren hyperkinetische Zustände.

13.1 Detonisierende Rezeptur I

Rp.				
Escholtziae herba	25.0	Goldmohnkraut	kalt 1–2	feucht 1
Passiflorae herba	25.0	Passionsblumenkraut	kalt 1	trocken 1
Tiliae flos	15.0	Lindenblüte	warm 1–2	trocken 1
Lupuli strobulus	15.0	Hopfenzapfen	warm 1–2	trocken 1–2
Melissae folium	20.0	Melissenblatt	warm 2	trocken 1
M.f.spec.				
D.S.: Nach Bedarf 2 Teelöffel mit einer Tasse kochendem Wasser übergiessen und 10–15 Minuten bedeckt ziehen lassen.				

Wirkungsbestimmende Inhaltsstoffe
- Alkaloide, Bitterstoffe, Schleimstoffe, Ätherische Öle, Flavonoide.

Humorale Wirkung
- Neutral-wärmend 1, trocknend 1.
- Kühlt überhitzte Gelbgalle.
- Schärfen mildernd.
- Detonisierend.

Temperamenten-, Konstitutionsbezug
- Spastische Diathese.

Moderne Wirkung
- Beruhigend, schlafférdernd, entspannend, krampflösend, angstlösend.

Humorale Indikation
- Cholerismus, erhöhte Irritabilität, überhitzte Gelbgalle, Hypersthenie.

Moderne Indikation
- Nervosität, Unruhe, Ängste, Beklemmungsgefühle, Schlaflosigkeit, vegetative Dystonie, Anspannung, stressbedingte Beschwerden, aggressives Verhalten.

Kontraindikation
- Schwangerschaft und Stillzeit.

13.2 Detonisierende Rezeptur II

Rp.				
Nepetae catariae herba	50.0	Katzenminzenkraut	warm 2	trocken 1–2
Passiflorae herba	20.0	Passionsblume	kalt 1	trocken 1
Tiliae flos	20.0	Lindenblüte	warm 1–2	trocken 1
Meliloti herba	10.0	Steinkleekraut	warm 1	neutral
M.f.spec.				
D.S.: Nach Bedarf 2 Teelöffel mit einer Tasse kochendem Wasser übergiessen und 10–15 Minuten bedeckt ziehen lassen.				

Wirkungsbestimmende Inhaltsstoffe
- Ätherische Öle, Iridoide, Alkaloide, Cumarine, Schleimstoffe, Flavonoide.

Humorale Wirkung
- Wärmend 1–2, trockend 1–2.
- Kochungsfördernd.
- Fördert die Spiritusverteilung.
- Leitet übermässige Schwarzgalle, Gelbgalle und Schärfen über Nieren und Haut aus.
- Löst zähen Schleim in den Nerven.
- Detonisierend.

Temperamenten-, Konstitutionsbezug
- Spasmophile Diathese.

Moderne Wirkung
- Beruhigend, schlaffördernd, entspannend, krampflösend, angstlösend.

Humorale Indikation
- Cholerismus, Melancholismus, Blockade des Spiritus animalis / rationalis (Gehirn-Spiritus), hypersthenische Zustände.

Moderne Indikation
- Nervosität, Unruhe, Ängste, Beklemmungsgefühle, Schlaflosigkeit, vegetative Dystonie, innere Anspannung, stressbedingte Beschwerden, aggressives Verhalten.

Modifikation
- Katzenminzenkraut / Nepetae catariae herba lässt sich durch Hanfkraut / Cannabis herba (warm 1–2, trocken 2) CBD ersetzen. Man beachte dabei die gesetzliche Regelung der jeweiligen Länder! In der Schweiz darf Hanf mit einem hohen Gehalt an Cannabidiol und einem tiefen Gesamtgehalt an Tetrahydrocannabinol (weniger als 1 %) seit dem Jahr 2016 legal verkauft werden!

Kontraindikation
- Schwangerschaft und Stillzeit.

13.3 Detonisierende Rezeptur III

Rp.				
Scutellariae herba	50.0	Helmkraut	warm 1–2	trocken 1
Passiflorae herba	20.0	Passionblumenkraut	kalt 1	trocken 1
Lupuli strobulus	20.0	Hopfenzapfen	warm 1–2	trocken 1–2
Verbenae citriodorae folia	10.0	Verbenenblatt	warm 1–2	trocken 1
M.f.spec.				
D.S.: 2–3 mal täglich 1–2 Teelöffel mit 1 Tasse kochendem Wasser aufgiessen und 10 Minuten bedeckt ziehen lassen.				

Wirkungsbestimmende Inhaltsstoffe

- Flavonoide, Scutellarin, Cumarine, Lupulin, Ätherische Öle.

Humorale Wirkung

- Wärmend 1–2, trocknend 1.
- Kochungsfördernd.
- Mildert übermässige Schwarzgalle, Gelbgalle und Schärfen.
- Wärmt und öffnet die Nerven.
- Detonisierend.

Temperamenten-, Konstitutionsbezug

- Neurogene Konstitution, Spasmophile Diathese.

Moderne Wirkung

- Beruhigend, schlaffördernd, entspannend, relaxierend, krampflösend, angstlösend, stimmungsaufhellend.

Humorale Indikation

- Erhöhte Irritabilität, irritable Schwäche, Hypersthenie, Cholerismus, verstopfte Nerven, Schärfenbelastung, hitzige Schärfen.

Moderne Indikation

- Spannungszustände, Reizbarkeit, Ängste, Panikattacken, Aggressivität, Menstruationskrämpfe, Schlaflosigkeit, Spannungskopfschmerzen, Suchtmittelentzug.

Kontraindikation

- Schwangerschaft.

14 Tonisierende Rezepturen

Unterscheiden sich von den roborierenden Rezepturen dadurch, dass ihr Schwerpunkt auf der Vermehrung der Spannkraft des Organismus liegt und erst in zweiter Linie darauf, den Gesamtorganismus zu kräftigen.

14.1 Tonisierende Rezeptur

Vereint die Wirkung eines Amarum purum (Gentiana lutea) mit derjenigen eines Amarum adstringentium (Marsdenia condurango) und eines Amarum aromaticum (Angelica archangelica).

Rp.				
Gentianae radix	40.0	Enzianwurzel	warm 2	trocken 2
Condurango cortex	30.0	Kondurangorinde	warm 2–3	feucht 2
Angelicae radix	20.0	Engelwurzel	warm 3	trocken 2–3
Carthami flos	10.0	Färberdistelblüte	warm 1	trocken 1
M.f.spec.				
D.S: 1 mal täglich 1 Teelöffel mit 1 Tasse kochendem Wasser übergiessen und bedeckt 8–10 Minuten ziehen lassen, oder 1 Teelöffel in 1 Tasse kaltem Wasser mindestens 4 Stunden mazerieren, kurz aufwärmen und abseihen. Über den Tag verteilt stundenweise 1 Teelöffel gut eingespeichelt einnehmen.				

Wirkungsbestimmende Inhaltsstoffe

- Bitterstoffe, Ätherische Öle, Flavonoide, Alkaloide, Gerbstoffe.

Humorale Wirkung

- Wärmend 2–3, trocknend 1.
- Unterstützt die Erste Kochung / Magenkochung, Zweite Kochung / Leberkochung und Dritte Kochung / Gewebekochung.
- Leitet übermässige Gelbgalle, Schwarzgalle und Schärfen über die Leber aus.
- Zerteilt zähen Schleim.
- Wärmt und öffnet Herz, Leber, Milz, Gehirn.
- Fördert die Spiritusverteilung.
- Resolvierend.
- Antidyskratisch.
- Säftebewegend.
- Sthenisierend.

Temperamenten-, Konstitutionsbezug

- Phlegmatisches Temperament, Asthenische Konstitution, Carbo-nitrogenoide Konstitution, Anämische Konstitution, Hyperplastischer Lymphatismus, Torpide Skrofulose.

Moderne Wirkung

- Stärkend, gallenflussfördernd, verdauungsfördernd, blähungswidrig, appetitsteigernd, stoffwechselanregend, harntreibend, entsäuernd, antirheumatisch, kreislaufanregend.

Humorale Indikation

- Asthenie, Kochungsschwäche, asthenischer Magen, verschleimte Verdauungsdrüsen, asthenische Gebärmutter, verschleimte Gebärmutter, übermässige Feuchtigkeit, Plethora abdominalis, asthenische Bauch- und Unterleibsorgane, asthenische Gewebeverschlackung, Kristallisationsprozesse, Tendenz zu Steinbildungen, Gallensteine, Nierensteine, gichtische Manifestationen, Hautunreinheiten, Hypochondrie.

Moderne Indikation

- Schwächezustände, Depressivität, Verdauungsschwäche, Schwäche der Verdauungsdrüsen, atonische Obstipation, Fettleber, Ikterus, Dyspepsie, Blähungen, Appetitlosigkeit, Gewebeübersäuerung, unterstützend in der Rekonvaleszenz.

Kontraindikation

- Gallenwegsverschluss, Magen-Darmgeschwüre.
- Schwangerschaft, Stillzeit.

Praxis Tipp

- Wegen der stark trocknenden Wirkung ist bei trockenen Konstitutionen die Verabreichungsdauer limitiert und die Beigabe von ein wenig Honig oder Rahm in den Tee zu empfehlen.

14.2 Rezeptur zur Stärkung der Nerven von Dr. Christoph Wilhelm Hufeland

Stärkt und kräftigt das Nervensystem bei gleichzeitiger Anregung des Spiritus animalis / rationalis (Gehirn-Spiritus).

Rp.				
Aurantii folia		Orangenblatt	warm 1–2	trocken 1
Menthae piperitae folia		Pfefferminzblatt	warm 2	trocken 2
Valerianae radix		Baldrianwurzel	warm 2	trocken 2
Gei urbani radix	aa ad 100.0	Nelkenwurzwurzel	warm 2	trocken 2
M.f.spec.				
D.S.: 2–3 mal täglich 1–2 Teelöffel mit einer Tasse kochendem Wasser übergiessen und 8–12 Minuten bedeckt ziehen lassen.				

Wirkungsbestimmende Inhaltsstoffe
- Ätherische Öle, Alkaloide, Valerensäure, Bitterstoffe, Flavonoide.

Humorale Wirkung
- Wärmend 2, trocknend 2.
- Kochungsfördernd.
- Stärkt Erste Kochung / Magenkochung und Zweite Kochung / Leberkochung.
- Leitet übermässigen Schleim, Schwarzgalle und Schärfen über Leber und Milz aus.
- Hitzige Schärfen kühlend.
- Fördert den Konsensus von Verdauungssystem und Nervensystem.
- Wärmt und öffnet Milz, Leber, Magen, Gehirn und Nerven.
- Bewegt den Spiritus animalis / Gehirnspiritus.
- Sthenisierend.

Temperamenten-, Konstitutionsbezug
- Phlegmatisches Temperament, Melancholisches Temperament, Lymphatische Konstitution, Carbonitrogenoide Konstitution, Neurogene Konstitution, Asthenische Konstitution, Hämangiotische Konstitution.

Moderne Wirkung
- Beruhigend, krampflösend, relaxierend, verdauungsfördernd.

Humorale Indikation
- Verschleimte Leber, Milz, Magen, Nerven, Gehirn; Hypochondrie, Melancholismus.

Moderne Indikation
- Verdauungschwäche, krampfartige Beschwerden der Verdauungsorgane, Neurasthenie, Psychosomatische Beschwerden, Nervosität, Ängste, Befürchtungen, Spannungssymptome, Hypochondrie, ADS, ADHS.

Modifikation
- Orangenblatt / Aurantii folia (warm 1–2, trocken 1) kann durch Orangenblüte / Aurantii flos (warm 1–2, trocken 1) ersetzt werden.

Kontraindikation
- Schwangerschaft.

15 Ausleitungsfördernde Rezepturen

15.1 Verdünnen, Lösen, Binden, Bewegen, Ausscheiden – die Grundlagen jeder Ausleitungstherapie

15.1.1 Verdünnen

Vor jeder ausleitenden Massnahme ist dem Grad der Befeuchtung und Durchwärmung des Organismus Rechnung zu tragen. Nur wenn diese den konstitutionellen, alters- und geschlechtsspezifischen Erfordernissen ordnungsgemäss entsprechen, ist die Möglichkeit der optimalen Verdünnung der ausscheidungspflichtigen Materie (= materia peccans) gegeben. Diese Grundbedingung wird naturgemäss alle nachfolgenden Prozesse beeinflussen und ist deshalb von grosser Bedeutung.

Befeuchtet wird der Organismus primär durch den Schlaf und die Flüssigkeitsaufnahme. Zusätzlich wirkt Ruhen, Entspannen und gewisse Gedankenpflege oder Meditation befeuchtend. Ebenfalls sind bestimmte Nahrungsmittel stärker befeuchtend als andere. Beispiele mit befeuchtender Wirkung sind: Fruchtkompotte, Bouillons oder Kraftbrühen, Buttermilch, Molke, Sahne, Hefebiere, Mandarinen, Pfirsiche und Aprikosen. Die Zubereitungsweise der Speisen ist dabei von Bedeutung. Schmoren und Dünsten wirken beispielsweise befeuchtender als Braten und Grillen. Die Befeuchtung der Gewebe erfolgt je nach Feuchtigkeits- respektive Trockenheitsgrad unterschiedlich lang. Schnell wird es aber nie geschehen. Geduld ist meist angebracht.

Erwärmt wird der Organismus primär durch Bewegung (aktiver Stoffwechsel), Ernährung (feste, flüssige und luftige Ernährung) und gewisse Gedankenpflege oder Meditation. Fleischkost ist wärmender als Pflanzenkost und geschmacklich intensivere Speisen sind meist wärmer als fade Speisen. Orientierung findet man diesbezüglich in der entsprechenden Fachliteratur. Dabei gilt es auch mögliche Wärmeverluste beispielsweise durch unangemessene Kleidung, Aufenthalte in kalter Umgebung, sitzende Lebensweise usw. zu erkennen und zu vermeiden.

15.1.2 Lösen

Nur Gelöstes kann von den Flusssystemen des Organismus angenommen und den Ausleitungsorganen zugeführt werden. Also muss der auszuscheidende Stoff bei ausreichender Befeuchtung und Durchwärmung in Lösung gebracht werden. Es gilt dabei die dem Organismus innewohnende resolvierende (= lösende) Kraft anzuregen und nach Möglichkeit ein die materia peccans zu lösen befähigtes Lösungsmittel (Resolvens) gezielt zu wählen.

15.1.3 Binden

Einmal Gelöstes zeigt die Tendenz erneut in umliegendes Gewebe einzugehen. Um dies bestmöglich zu verhindern ist es wichtig, die gelösten Schädlichkeiten innerhalb der Flusssysteme zu halten.

15.1.3 Bewegen

Die in den Flusssystemen gebundenen Schädlichkeiten werden durch Anregung des Säfteflusses verstärkt zu den Ausscheidungsorganen bewegt.

15.1.4 Ausscheiden

Ausgeschieden, beziehungsweise ausgeleitet, können die Schädlichkeiten nur durch die innerhalb der vorangegangenen vier Prozesse gleichzeitig stattgefundenen Verarbeitungen der Unschädlichmachung (vergleiche *Krisenlehre* auf Seite 21), werden. Ist diese innerliche Verarbeitung (Kochung) nun geschehen, wählt der Organismus entweder den „natürlichen“ oder „unnatürlichen“ Weg zur Ausscheidung (Krisis). Die „natürlichen“ Wege beinhalten die Ausscheidung über die dem Organismus zur Verfügung stehenden Ausscheidungsorgane wie z.B. Nieren, Lungen, Darm, verschiedene Hautdrüsen usw. Die „unnatürlichen“ Wege beinhalten einen vom Organismus zwar veranlagten, aber erst noch zu schaffenden Ausscheidungsweg wie z.B. durch Fisteln, Abszesse usw. Die Ausscheidungsphase wird unterstützt einerseits durch unspezifische Anregung der Ausscheidungskräfte oder durch spezifische Anregung der Ausscheidungskräfte. Bei der unspezifischen Anregung wird die allgemeine Eliminationsfunktion, bei der spezifischen Anregung ein oder mehrere Ausscheidungsfunktionen und -organe gezielt angeregt.

15.2 Die spezifische Ausleitung

Die spezifische Ausleitung regt ein oder mehrere Ausscheidungsorgane (auch Ventile genannt) an, um einen bestimmten Stoff durch ein von der Natur aus primär oder sekundär vorgegebenen Ausleitungsorgan auszuscheiden. Als Beispiel soll die Harnsäure-Ausscheidung dienen, die primär über die Nieren, sekundär über die Haut oder Schleimhaut erfolgt. Die spezifische Ausleitung kann aber auch dazu dienen ein geschwächtes Ausscheidungsorgan zu entlasten, indem es ein mit diesem Organ in konsensueller Beziehung stehendes anderes Ausscheidungsorgan anregt. Dadurch wird ein Teil der ausscheidungspflichtigen Substanzen von einem Ausscheidungsorgan zum anderen ab- oder umgeleitet, um dort ausgeleitet zu werden. Als Beispiel wird zur Harnsäureausscheidung bei geschwächten Nieren die Haut und die Lungenschleimhaut angeregt, die ebenfalls zur Harnsäureausscheidung befähigt sind. Über diesen gewählten Weg werden die Nieren entlastet.

☞ *Ableitung meint die Verlegung eines Stoffes von einem Organ zum anderen.*
Ausleitung meint die Ausscheidung eines Stoffes nach aussen.
Ein Stoff kann von einem Organ zu einem anderen abgeleitet werden, damit es dort ausgeleitet wird = ausleitende Ableitung.
Durch die Anregung der Ausleitungsfunktion eines Ausscheidungsorgans kann ein Stoff aus einem anderen Organ abgeleitet werden = ableitende Ausleitung.

15.3 Einteilung der inneren Ausleitungsformen

Unspezifische Ausleitung meint die Anregung der allgemeinen Eliminationsfunktion des Organismus. Dabei reagiert der Organismus mit Betonung eines oder häufiger zweier Ausscheidungsorgane. Dies kann unter Umständen für diagnostische Zwecke und für weitere therapeutische Überlegungen wertvoll sein.
Spezifische Ausleitung meint die gezielte Anregung eines oder mehrerer Ausscheidungsorgane. Es werden nur intakte Ausscheidungsorgane dazu verwendet.
Stoffspezifische Ausleitung ist Teil der spezifischen Ausleitung und orientiert sich an dem auszuscheidenden Stoff bzw. Saft und dem dafür natürlicherweise optimal zur Verfügung stehenden Ausleitungsweg.

Entlastende Ausleitung ist Teil der spezifischen Ausleitung und orientiert sich an dem geschwächten Ausscheidungsorgan und sucht dieses durch Anregung der konsensuell verbundenen Ausscheidungsorgane zu entlasten.

15.4 Rezeptur zur Anregung der unspezifischen Ausleitung

Diese Rezeptur wirkt resolvierend und die Eliminationskräfte des Körpers gesamthaft anregend. Meist werden ein oder zwei Ausscheidungsorgane deutlich stärker reagieren.

Rp.				
Solidaginis herba	10.0	Goldrutenkraut	warm 1	trocken 2
Ausleitung über die Nieren, schützt gleichzeitig die Nieren.				
Cynarae folium	10.0	Artischockenblatt	warm 2	trocken 2
Ausleitung über Leber-Galle, Schützt gleichzeitig die Leber.				
Sennae fructus	10.0	Sennesfrucht	warm 1–2	trocken 1–2
Ausleitung über den Darm				
Sambuci flos	5.0	Holunderblüte	warm 1–2	trocken 2
Ausleitung über die Haut und die Lungen.				
Primulae flos	5.0	Schlüsselblumenblüte	warm 1	trocken 1–2
Ausleitung über die Lungenschleimhaut und die Nieren.				
Geranii robertiani herba	10.0	Rupprechtskraut	warm 1	trocken 1
Lymphbewegend, bindet Toxine.				
Crataegi folium	10.0	Weissdornblatt	neutral	trocken 1
Stärkung von Herz und Blutfluss.				
Rosmarini folium	10.0	Rosmarinblatt	warm 3	trocken 3
Regt Blutfluss und Stoffwechsel an.				
Malvae folium	10.0	Malvenblatt	neutral	feucht 2
Schützt und regt die Schleimhäute von Darm und Lungen an.				
Foeniculi fructus cont.	10.0	Fenchelfrucht angestossen	warm 2–3	trocken 1
Schützt den Magen, stoffwechselanregend.				
Carvi fructus cont.	10.0	Kümmelfrucht angestossen	warm 3	trocken 3
Schützt den Darm, entblähend.				
M.f. spec.				
D.S: 1–2 mal täglich 1–2 Teelöffel mit einer Tasse kochendem Wasser übergiessen und bedeckt 5–10 Minuten ziehen lassen.				

Wirkungsbestimmende Inhaltsstoffe

- Flavonoide, Bitterstoffe, Glycoside, Schleimstoffe, Ätherische Öle, Gerbstoffe.

Humorale Wirkung

- Wärmend 2, trocknend 2.
- Kochungsfördernd.
- Fördert die Säftebewegung.
- Fördert den Konsensus der ausleitenden Organe.
- Löst und leitet übermässige Säfte und Schärfen aus.
- Antidyskratisch.
- Tonusregulierend.

Moderne Wirkung

- Stoffwechselanregend, entsäuernd. leicht harntreibend, gallenflussfördernd, schweisstreibend, schleimlösend, stuhlfördernd, lymphfluss-, blutflussfördernd; entgiftend.

Humorale Indikation

- Zur unspezifischen Ausleitung und Säftereinigung.

Moderne Indikation

- Gewebeübersäuerung, chronische Stoffwechselerkrankungen, rheumatische Erkrankungen. Zu „Frühlings- und Herbst-Reinigungskuren", zur Fastenunterstützung.

Modifikation

- Den Tee portionsweise vor dem Aufgiessen anstossen lässt Fenchel- und Kümmelwirkung stärker wirksam sein.

Kontraindikation

- Schwangerschaft, Stillzeit.
- Ausgeprägte Schwächezustände.
- Kann die Wirkung gleichzeitig eingenommener Medikamente vermindern.

Praxis Tipp

- Erfahrungsgemäss wird die ausleitende Wirkung von Mensch zu Mensch unterschiedlich ausfallen. Welche Ausleitungsorgane durch diesen Tee angeregt wurden, können ein Hinweis sein, diese Organe für die weitere Ausleitung anzuregen.

15.5 Rezeptur zur Ausleitung über den Darm

Rp.				
Frangulae cortex	50.0	Faulbaumrinde	warm 2	trocken 2
Foeniculi fructus	20.0	Fenchelfrucht	warm 3	trocken 1
Millefolii herba	10.0	Schafgarbenkraut	warm 1	trocken 1
Fumariae herba	10.0	Erdrauchkraut	warm 1–2	trocken 2
Liquiritiae radix	10.0	Süssholzwurzel	neutral–warm 1	feucht 1
M.f.spec.				
D.S.: 1–2 mal täglich 1–2 Teelöffel anstossen, mit 1 Tasse kochendem Wasser übergiessen und 10–15 Minuten bedeckt ziehen lassen, oder gleiche Menge bedeckt kurz aufkochen und 10 Minuten ziehen lassen (stärkere Wirkung).				

Wirkungsbestimmende Inhaltsstoffe

- Anthrachinone, Ätherische Öle, Bitterstoffe, Saponine, Flavonoide, Alkaloide.

Humorale Wirkung

- Wärmend 2, trocknend 1–2.
- Kochungsfördernd.
- Leitet übermässige Schwarzgalle, Gelbgalle und Schärfen über Leber, Milz und Darm aus.
- Zerteilt zähen Schleim in Magen und Darm.
- Fördert den Konsensus von Leber, Milz und Darm.
- Ableitung über den Darm.
- Tonusregulierend.
- Resolvierend.
- Antidyskratisch.

Temperamenten-, Konstitutionsbezug

- Katarrhalisch-rheumatische Konstitution.

Moderne Wirkung

- Abführend, stoffwechselanregend, gallenflussfördernd.

Humorale Indikation

- Dyskrasie, Kakochymie, verstopfte Milz und Leber, Vikariationen über Haut, Lungenschleimhaut und Gelenke.

Moderne Indikation

- Obstipation, zur Stuhlerweichung bei Analfissuren und Hämorrhoiden, chronische Ekzeme, Gelenkrheuma, chronische Bronchitis, chronische Stoffwechselerkrankungen, Gicht, Hyperurikämie.

Modifikation

- Wird Faulbaumrinde / Frangulae cortex durch Medizinalrhabarber / Rhei radix (warm 2, trocken 2) verstärkt sich die ausleitende und antidyskratische, bei gleichzeitig zunehmender sthenisierender Wirkung.

Kontraindikation

- Schwangerschaft, Stillzeit.
- Entzündliche Darmerkrankungen, Hypokaliämie.
- Kann die Wirkung gleichzeitig eingenommener Medikamente vermindern.
- Anwendung auf maximal 2 Wochen beschränken.

15.6 Rezeptur zur Ausleitung über die Leber

Rp				
Cynarae folium	20.0	Artischockenblatt	warm 2	trocken 2
Fumariae herba	20.0	Erdrauchkraut	warm 1–2	trocken 2
Absinthii herba	20.0	Wermutkraut	warm 2	trocken 3
Menthae pip. folium	20.0	Pfefferminzblatt	warm 2	trocken 2
Cinnamomi cortex	10.0	Zimtrinde	warm 3	trocken 2–3
Liquiritiae radix	10.0	Süssholzwurzel	warm 1	feucht 1
M.f.spec.				
D.S.: 2–3 mal täglich 1–2 Teelöffel mit 1 Tasse kochendem Wasser übergiessen und bedeckt 5–10 Minuten ziehen lassen.				

Wirkungsbestimmende Inhaltsstoffe

- Bitterstoffe, Flavonoide, Ätherische Öle, Cumarine, Saponine.

Humorale Wirkung

- Wärmend 2, trocknend 2.
- Kochungsfördernd.
- Stärkt Erste Kochung / Magenkochung und Zweite Kochung / Leberkochung.
- Leitet übermässige Gelbgalle, Schwarzgalle und Schärfen über Leber und Milz aus.
- Zerteilt und bewegt zähen Schleim.
- Resolvierend.
- Antidyskratisch.
- Sthenisierend.

Temperamenten-, Konstitutionsbezug

- Phlegmatisches Temperament, Cholerisches Temperament, Asthenische Konstitution, Biliäre Konstitution, Lymphatische Konstitution, Carbonitrogenoide Konstitution.

Moderne Wirkung

- Gallenflussfördernd, Fettstoffwechsel verbessernd, appetitfördernd, sekretionsfördernd, verdauungsfördernd, antidyspeptisch, tonisierend, stoffwechselanregend, leicht harntreibend.

Humorale Indikation

- Dyskrasie, Kakochymie, verschleimte Leber, verstopfte Leber, verstopfte Milz, verschleimte Milz, kalter Magen, Phlegmatismus, Cholerismus, Melancholismus, Schärfenbelastung, Bauchplethora.

Moderne Indikation

- Appetitlosigkeit, Verdauungsschwäche, Dyspepsie, Magenschwäche, Sekretionsschwäche der Verdauungsdrüsen, Völlegefühl, Fett- und Eiweisstoffwechselstörung, verdickte Gallenflüssigkeit, Pfortaderstau, chronische Schleimhautirritationen, Hautekzeme, Akne, fettige Haut.

Kontraindikation / Nebenwirkung

- Magen-Darm-Geschwüre, Gallenwegsverschluss.
- Schwangerschaft, Stillzeit.
- Vorsicht bei hypersthenischen Zuständen.

15.7 Rezeptur zur Ausleitung über die Haut

Rp.				
Violae tricoloris herba	30.0	Stiefmütterchenkraut	warm 2	trocken 2
Sambuci flos	25.0	Holunderblüte	warm 1–2	trocken 2
Tiliae flos	25.0	Lindenblüte	warm 1–2	trocken 1
Thymii herba	20.0	Thymiankraut	warm 3	trocken 3
M.f.spec.				
D.S.: 1–2 mal täglich 2 Teelöffel mit 1 Tasse siedendem Wasser (nicht kochend) übergiessen und 10 Minuten bedeckt ziehen lassen.				

Wirkungsbestimmende Inhaltsstoffe

- Saponine, Flavonoide, Ätherische Öle, Schleimstoffe, Methylsalicylglykoside, Gerbstoffe.

Humorale Wirkung

- Wärmend 2, trocknend 2.
- Kochungsfördernd.
- Bringt Säfte an die Oberfläche.
- Wärmt und öffnet Haut und Schleimhaut.
- Leitet Schwarzgalle, Gelbgalle und Schärfen über Haut und Schleimhäute aus.
- Zerteilt groben Schleim in Haut und Schleimhaut.
- Fördert den Konsensus von Haut, Schleimhaut, Nieren, exkretorische Drüsen.
- Leitet Schärfen über Haut und Schleimhäute aus.
- Detonisierend.
- Antidyskratisch.

Temperamenten-, Konstitutionsbezug

- Phlegmatisches Temperament, Lymphatische Konstitution, Hydrogenoide Konstitution, Exsudative Diathese, Nephrogene Konstitution, Katarrhalisch-rheumatische Konstitution, Skrofulose.

Moderne Wirkung

- Stoffwechselanregend, schweissfördernd, leicht harntreibend, Hautstoffwechsel verbessernd.

Humorale Indikation

- Zur Ableitung und Entlastung von Nieren, Lymphsystem, Darm und Lungen; Entgiftungsschwäche der Nieren; schleimig verstopfte Haut-, Schleimhautdrüsen; Schärfen verunreinigte Haut, Rheumatismus, kalte, trockene Haut.

Moderne Indikation

- Hautunreinheiten, Akne, Juckreiz, chronische Ekzeme, beginnender grippaler Infekt, Fieber.

15.8 Rezeptur zur Ausleitung über die Nieren

Rp.				
Juniperi fructus	25.0	Wacholderbeere	warm 3	trocken 1–2
Solidaginis herba	25.0	Goldrutenkraut	warm 1	trocken 2
Urticae folium	25.0	Brennesselblatt	warm 2–3	trocken 2–3
Betulae folium	25.0	Birkenblatt	warm 1	trocken 2
M.f.spec.				
D.S.: 1–2 mal täglich 1–2 Teelöffel anstossen, mit einer Tasse kochendem Wasser übergiessen und bedeckt 10 Minuten ziehen lassen.				

Wirkungsbestimmende Inhaltsstoffe

- Ätherische Öle, Flavonoide, Saponine, Bitterstoffe.

Humorale Wirkung

- Wärmend 2, trocknend 2.
- Kochungsfördernd.
- Wärmt und öffnet die Nieren.
- Leitet übermässige Schwarzgalle, Gelbgalle, Schleim und Schärfen über die Nieren aus.
- Antidyskratisch.
- Sthenisierend.

Temperamenten-, Konstitutionsbezug

- Harnsaure Diathese, Katarrhalisch-rheumatische Konstitution, Exsudative Diathese.

Moderne Wirkung

- Stoffwechselanregend, harntreibend, entsäuernd, entzündungshemmend, antirheumatisch.

Humorale Indikation

- Zur Ableitung und Entlastung von Haut, Schleimhaut, Lungen, Darm, Gebärmutter, Gelenken. Verschleimte Nieren, schwarz- und gelbgallig durchsetzter Schleim, übermässige Feuchtigkeit, Schärfenvikariationen über Haut und Schleimhäute.

Moderne Indikation

- Gicht, zur Durchspülungstherapie bei beginnenden Harnwegsinfekten, Nierensteinprophylaxe, Nierengriess, rheumatische Gelenk- und Muskelbeschwerden, Gicht, Hyperurikämie, chronische Hautekzeme, Neurodermitis, Ödeme.

Kontraindikation

- Schwangerschaft, Stillzeit.
- Ödeme infolge eingeschränkter Herz- oder Nierentätigkeit.
- Entzündliche Nierenerkrankungen.

Praxis Tipp

- Auf ausreichend Flüssigkeitszufuhr achten.
- Ein-Minutenauszüge sind bei stark irritablen Patienten vorzuziehen.

15.9 Rezeptur zur Ausleitung über die Lungen

Rp.				
Thymii herba	30.0	Thymiankraut	warm 3	trocken 3
Primulae flos cum calyce	15.0	Schlüsselblumenblüte mit Kelch	warm 1	trocken 1–2
Verbasci flos	15.0	Wollblumenblüte	warm 1	trocken 1–2
Tiliae flos	20.0	Lindenblüte	warm 1–2	trocken 1
Anisi fructus cont.	20.0	Anisfrucht angestossen	warm 2–3	trocken 3
M.f.spec.				
D.S.: 2–3 mal täglich 1–2 Teelöffel mit 1 Tasse siedendem Wasser übergiessen und bedeckt 10–15 Minuten ziehen lassen.				

Wirkungsbestimmende Inhaltsstoffe

- Ätherische Öle, Saponine, Schleimstoffe, Cumarine, Flavonoide.

Humorale Wirkung

- Wärmend 2–3, trocknend 2.
- Kochungsfördernd.
- Säftebewegend.
- Zerteilt zähen Schleim in den Lungen.
- Leitet Schärfen über Lungen, Haut / Schleimhaut aus.
- Antiskrofulös.
- Tonusregulierend.

Temperamenten-, Konstitutionsbezug

- Lymphatisch-skrofulöse Konstitution, Katarrhalisch-rheumatische Konstitution, azide Diathese, exsudative Diathese, Skrofulose.

Moderne Wirkung

- Schleimlösend, auswurffördernd, schweisstreibend, leicht harntreibend, Stoffwechsel anregend.

Humorale Indikation

- Zur Ableitung und Entlastung von Nieren, Lymphsystem, Darm und Haut; Phlegmatismus, verschleimte Lungen, verstopfte Hautdrüsen, Schärfen durchsetztes Blut, Schärfenvikariationen über Haut und Schleimhäute, Skrofulose.

Moderne Indikation

- Akute und chronische Bronchitis mit Schleim.

15.10 Harnsäureausleitende Rezeptur

Rp.				
Ribis nigri folium	25.0	Schwarze Johannisbeerblatt	warm 2	trocken 1–2
Urticae folium	25.0	Brennesselblatt	warm 2–3	trocken 2–3
Solidaginis virgaureae herba	25.0	Goldrutenkraut	warm 1	trocken 2
Taraxaci radix et folium	25.0	Löwenzahnwurzel/blatt	kalt 1–2	trocken 2
M.f.spec.				
D.S.: 2–3 mal täglich 1–2 Teelöffel mit 1 Tasse kochendem Wasser übergiessen und 8–15 Minuten ziehen lassen.				

Wirkungsbestimmende Inhaltsstoffe

- Bitterstoffe, Flavonoide, Gerbstoffe.

Humorale Wirkung

- Wärmend 2, trocknend 2.
- Kochungs- und Krisenfördernd.
- Leitet übermässige Gelbgalle und Schwarzgalle über die Nieren aus.
- Leitet Schärfen über die Nieren aus.
- Fördert den Konsensus von Leber, Nieren und Milz.
- Wärmt und öffnet Leber und Nieren.
- Antidyskratisch.
- Sthenisierend.

Temperamenten-, Konstitutionsbezug

- Biliäre Konstitution, Rheumatische Konstitution, Katarrhalisch-rheumatische Konstitution, Hydrogenoide Konstitution, Azide Diathese, Allergische Diathese, Exsudative Diathese.

Moderne Wirkung

- Harntreibend, Harnsäure mobilisierend und ausleitend, entsäuernd, gallenflussfördernd, stoffwechselanregend, blutreinigend, antirheumatisch.

Humorale Indikation

- Kalte Nieren, kalte Leber, verstopfte Milz, verschleimte Gewebe, Nieren, Lungen, Keimdrüsen, Lymphe, Blut, Haut, Schleimhaut, Darm; Schärfenbelastung.

Moderne Indikation

- Harnsäureüberschuss im Blut, Gicht, Gichtknoten, Übersäuerung, Gelenkschmerzen, Rheumatische Erkrankungen, chronische Stoffwechselerkrankungenen, Harnwegsinfekte, Nierengriess, chronische Hauterkrankungen, Juckreiz, Lymphschwellungen, chronische Bronchitis, funktionelle Nierenschwäche, Wasseransammlung im Gewebe, zur Frühjahrskur.

Kontraindikation

- Keine Durchspültherapie bei Ödemen infolge eingeschränkter Herz- oder Nierentätigkeit.

15.11 Schweisstreibende Rezeptur

Rp.				
Sambuci flos	20.0	Holunderblüte	warm 2	trocken 2
Tiliae flos	20.0	Lindenblüte	warm 2	trocken 1
Verbasci flos	15.0	Wollblumenblüte	warm 1	trocken 2
M.f.spec.				
D.S.: Bei Bedarf oder kurmässig abends 2 Teelöffel mit 1 Tasse kochendem Wasser übergiessen und 10 Minuten bedeckt ziehen lassen.				

Wirkungsbestimmende Inhaltsstoffe

- Flavonoide, Schleimstoffe, Ätherische Öle, Saponine.

Humorale Wirkung

- Wärmend 2 und trocknend 1–2.
- Kochungsfördernd.
- Säfte an die Oberfläche bringend.
- Wärmt und öffnet die Haut.
- Leitet übermässige Schwarzgalle, Gelbgalle, Schleim und Schärfen über die Haut aus.
- Senkt übermässige Hitze.
- Kochungs- und Krisenfördernd.
- Antiskrofulös.
- Antidyskratisch.
- Tonusregulierend.

Temperamenten-, Konstitutionsbezug

- Phlegmatisches Temperament, Lymphatische Konstitution.

Moderne Wirkung

- Schweisstreibend, stoffwechselanregend, abwehrstärkend, schleimlösend, beruhigend, reizmildernd bei Husten, lindernd bei Fieber.

Humorale Indikation

- Hautkrampf, Hypersthenie der Hautdrüsen, reaktionsarme Schärfenvikariationen über Haut und Schleimhäute, Schärfenbelastung, zurückgehaltene Krisis, trockenes Fieber. Leichte Formen der Skrofulose, Rheumatismus, Gicht.

Moderne Indikation

- Beginnende Erkältung, Abwehrschwäche, Bronchitis, Grippe, Nasennebenhöhlenentzündung, Schnupfen, Halsschmerzen, Tubenkatarrh, Juckreiz, Ausschlag, Hautentzündungen, Fieber ohne Schwitzen, Übersäuerung.

16 Resolvierende Rezepturen

Eignen sich, um anhaftende, zähe Säfte zu lösen / zerteilen, in Bewegung und zur Ausscheidung zu bringen. Sie regen den Intermediärstoffwechsel an und wirken säfteverbessernd.

16.1 Resolvierende Rezeptur I

Regt die Naturheilkraft dazu an, stockende und / oder verfestigte Säfte zu lösen, zu bewegen und der Kochung und Krisis zuzuführen.

Rp.				
Cichorii radix		Wegwartenwurzel	kalt 2	trocken 2
Primulae radix		Primelwurzel	warm 2	trocken 3
Taraxaci radix		Löwenzahnwurzel	kalt 1–2	trocken 2
Agropyri rhizoma		Queckenwurzelstock	kalt 1	neutral–trocken 1
Liquiritiae radix	aa ad 100.0	Süssholzwurzel	neutral–warm1	feucht 1
M.f.spec.				
D.S.: 2 mal täglich 1–2 Teelöffel in einer Tasse Wasser einige Stunden kalt mazerieren, dann zum Sieden (nicht kochen) bringen und 5–10 Minuten ziehen lassen.				

Wirkungsbestimmende Inhaltsstoffe

- Bitterstoffe, Gerbstoffe, Saponine, Inulin, Kieselsäure, Schleimstoffe, Salicin, Flavonoide.

Humorale Wirkung

- Neutral, trocknend 2.
- Zerteilt zähe Formen von Schleim, Schwarzgalle und Gelbgalle.
- Leitet Schwarzgalle, Gelbgalle, Schleim und Schärfen über Milz, Leber, Lungen und Nieren aus.
- Kochungs- und Krisis fördernd.
- Fördert den Konsensus von Lungen, Nieren, Leber, Milz und Haut.
- Sthenisierend.
- Deplethorisierend.
- Resolvierend.
- Antidyskratisch.
- Antiskrofulös.

Temperamenten-, Konstitutionsbezug

- Cholerisches Temperament, Biliäre Konstitution, Hydrogenoide Konstitution, Plethorische Konstitution, Katarrhalisch-rheumatische Konstitution, Lymphatisch-skrofulöse Konstitution, Azide Diathese.

Moderne Wirkung

- Schleimlösend, auswurffördernd, gallenflussfördernd, verdauungsfördernd, harntreibend, entsäuernd, tonisierend.

Humorale Indikation

- Verstopfte Leber, Milz, Darm, Nieren; schwarz- und gelbgallig durchsetzter Phlegmatismus, Schärfenbelastung, Schärfenablagerungen in den Geweben, Rheumatismus, Skrofulose, Bauch-, Brust- und Kopfplethora, verschleimter Kopf.

Moderne Indikation

- Rheumatische Erkrankungen, Arthrose, Arthritis, chronische Ekzeme, chronische Entzündungen der Haut und Schleimhäute, chronische Obstipation, Nierengriess, Neigung zu Steinbildung in Nieren, Leber / Gallenblase und Speicheldrüsen; Milzschwellung, Lymphknotenschwellung, chronische Ischiasbeschwerden, chronische Bronchitis, chronische Nasennebenhöhlenentzündung, chronische Kopfschmerzen.

Kontraindikation

- Schwangerschaft, Stillzeit.

16.2 Resolvierende Rezeptur II

Regt die Naturheilkraft dazu an, verfestigte Säfte zu lösen, zu bewegen und der Kochung und Krisis zuzuführen.

Rp.				
Bardanae radix	35.0	Klettenwurzel	neutral–warm 1	trocken 1
Taraxaci radix	25.0	Löwenzahnwurzel	kalt 1–2	trocken 2
Imperatoriae radix	25.0	Meisterwurzwurzel	warm 3	trocken 3
Foeniculi fructus	15.0	Fenchelfrucht	warm 3	trocken 1
M.f.spec.				
D.S.: 2 mal täglich 1 Teelöffel in einer Tasse Wasser einige Stunden kalt mazerieren, dann bedeckt zum Sieden bringen und 10 Minuten ziehen lassen.				

Wirkungsbestimmende Inhaltsstoffe
- Bitterstoffe, Gerbstoffe, Saponine, Schleimstoffe, Cumarine, Ätherische Öle.

Humorale Wirkung
- Wärmend 1–2, trocknend 2.
- Kochungsfördernd.
- Stärkt Erste Kochung / Magenkochung und Zweite Kochung / Leberkochung.
- Säfteflussfördernd.
- Zerteilt verdichtete Säfte und führt sie der Kochung und Krisis zu.
- Fördert den Konsensus von Milz, Leber, Nieren, Haut.
- Leitet übermässige Gelbgalle, Schwarzgalle, Schleim und Schärfen über Milz, Leber, Nieren, Haut und Schleimhaut aus.
- Antidyskratisch.
- Resolvierend.
- Sthenisierend.
- Antiskrofulös.

Temperamenten-, Konstitutionsbezug
- Phlegmatisches Temperament, Melancholisches Temperament, Lymphatische Konstitution, Asthenische Konstitution, Katarrhalisch-rheumatische Konstitution, Azide Diathese, Skrofulose.

Moderne Wirkung
- Appetitanregend, verdauungsfördernd, gallenflussfördernd, lymphflussfördernd, entzündungshemmend, harntreibend, schweisstreibend, antirheumatisch, tonisierend.

Humorale Indikation
- Phlegmatismus, schwarzgallig durchsetzter Schleim, verschleimte Nieren, Leber, Magen; kalter Magen, verstopfte Milz, Leber, Nieren, Blase, Darm; Gicht, Steinleiden, Schärfenvikariationen über die Schleimhäute, Skrofulose.

Moderne Indikation
- Chronische Magenentzündung, Gicht, rheumatische Erkrankungen, Arthrose, Arthritis, chronische Leberentzündung, Immunschwäche, Lymphdrüsenschwellungen, Milzschwellung, Dyspepsie, chronische Blasenentzündungen, Niergriess, Nierensteinprophylaxe, chronische Ekzeme, Psoriasis.

Kontraindikation
- Schwangerschaft, Stillzeit.

16.3 Resolvierende Rezeptur von Dr. Bernhard Aschner

Rp.				
Agropyrii rhizoma		Queckenwurzel	neutral	neutral – feucht 1
Taraxaci radix		Löwenzahnwurzel	kalt 1–2	trocken 2
Bardanae radix		Klettenwurzel	neutral – warm 1	feucht 0–1
Liquiritiae radix		Süssholzwurzel	neutral – warm 1	feucht 1
Sennae folia		Sennesblatt	warm 1–2	trocken 1–2
Foeniculi fructus	aa ad 100.0	Fenchelfrucht	warm 3	trocken 1
M.f.spec.				
D.S.: 2–3 mal täglich 1–2 Teelöffel der Drogenmischung anstossen und in 1 Tasse kaltem Wasser mindestens 4 Stunden mazerieren und zum Siedepunkt erhitzen (nicht kochen) und 5–10 Minuten ziehen lassen.				

Wirkungsbestimmende Inhaltsstoffe
- Bitterstoffe, Anthrachinone, Schleimstoffe, Ätherische Öle, Saponine, Kieselsäure.

Humorale Wirkung
- Wärmend 1–2, trocknend 1.
- Kochungsfördernd.
- Zerteilt zähen Schleim in Magen und Darm.
- Leitet übermässige Schwarzgalle, Gelbgalle, Schleim und Schärfen über Nieren, Leber und Darm aus.
- Säftestauungen lösend.
- Antidyskratisch.
- Sthenisierend.
- Resolvierend.

Moderne Wirkung
- Abführend, harntreibend, Gallenflussfördernd, stoffwechselanregend, antirheumatisch.

Humorale Indikation
- Verschleimter Magen, Leber, Milz, Darm; verstopfte Leber, Milz; Schärfendurchsetzter Schleim, Rheumatismus, Neigung zu Steinbildung (Kristallose).

Moderne Indikation
- Obstipation, Leberschwellung, Dyspepsie, Milzschwellung, Rheumatische Erkrankungen, Stoffwechselträgheit, chronische Hautekzeme, Psoriasis.

Kontraindikation
- Schwangerschaft, Stillzeit.

Praxis Tipp
- Tee nicht länger als 2 Wochen anwenden.

17 Säfte bewegende Rezepturen

Diese Rezepturen regen die Fliesssysteme des Organismus an und wirken Stauungen entgegen.

17.1 Schleimfluss fördernde Rezeptur

Fördert den Schleimfluss, löst Schleimstagnationen, unterstützt die Schleimkochung und tonisiert die Feuchtigkeitswege des Organismus.

Rp.				
Calami rhizoma	25.0	Kalmuswurzelstock	warm 2	trocken 2–3
Petroselini radix	25.0	Petersilienwurzel	warm 2	trocken 2–3
Imperatoriae rhizoma	25.0	Meisterwurzwurzelstock	warm 3	trocken 3
Primulae radix	15.0	Schlüsselblumenwurzel	warm 2	trocken 3
Liquiritiae radix	10.0	Süssholzwurzel	warm 0–1	feucht 1
M.f.spec.				
D.S.: 2–3 mal täglich 1–2 Teelöffel mit einer Tasse Wasser bedeckt kurz aufkochen und 5 Minuten ziehen lassen.				

Wirkungsbestimmende Inhaltsstoffe
- Ätherische Öle, Saponine, Gerbstoffe, Bitterstoffe, Cumarine, Salicin, Flavonoide.

Humorale Wirkung
- Wärmend 2, trocknend 2–3.
- Stärkt Erste Kochung / Magenkochung und Zweite Kochung / Leberkochung.
- Säftebewegend.
- Zerteilt und bewegt zähen Schleim.
- Leitet übermässige Gelbgalle, Schwarzgalle, Schleim und Schärfen über Milz, Nieren, Leber und Lungen aus.
- Fördert den Konsensus von Magen, Leber, Milz, Nieren, Lungen und Feuchtigkeitswege.
- Fördert die Spiritusverteilung.
- Sthenisierend.
- Deplethorisierend.
- Antidyskratisch.
- Antiskrofulös

Temperamenten-, Konstitutionsbezug
- Phlegmatisches Temperament, Asthenische Konstitution, Lymphatische Konstitution, Katarrhalisch-rheumatische Konstitution, Skrofulose.

Moderne Wirkung
- Sekretionsfördernd, verdauungsfördernd, blähungswidrig, schleimlösend, auswurffördernd, harntreibend, aphrodisierend, schweisstreibend, tonisierend, menstruationsfördernd, gallenflussfördernd, krampflösend, lymphflussfördernd, blutflussfördernd.

Humorale Indikation
- Phlegmatismus, Phlegmastauungen, verschleimtes Verdauungssystem, Urogenitalsystem, Atemsystem, Nervensystem, Hormonsystem, Kreislaufsystem; Schärfenbelastung, Rheumatismus.

Moderne Indikation
- Müdigkeit, Lustlosigkeit, Libidoschwäche, Gedächtnisschwäche, Vergesslichkeit, Katerstimmung, Ödeme, Lymphstauungen, Lymphknotenschwellungen, Immunschwäche, Verdauungsschwäche, Dyspepsie, Bronchitis,

Stauungsgefühle in Kopf, Brust und Abdomen; Gallenflussstau, Obstipation, Blähungen, Ischias, ausbleibende Menstruation, krampfhafte Menstruationsblutung, Endometriose, Nierensteine, Speichelsteine, wiederkehrende Blasenentzündungen, rheumatische Erkrankungen, Gicht.

Kontraindikation

- Schwangerschaft.
- Bei hellhäutigen Menschen ist eine Steigerung der UV-Empfindlichkeit in seltenen Fällen möglich.
- Vorsicht bei hypersthenischen Zuständen.

17.2 Lymphfluss fördernde Rezeptur

Stärkt die Lymphgefässe und unterstützt den Lymphfluss.

Rp.				
Meliloti herba	35.0	Steinkleekraut	warm 1	neutral
Centellae herba	20.0	Wassernabelkraut	warm 1–2	feucht 1
Bellidis flos	20.0	Gänseblümchenblüte	warm 1	trocken 1
Juglandis folium	15.0	Walnussblatt	warm 2	trocken 2
Primulae flos cum calyce	10.0	Schlüsselblume mit Kelch	warm 1	trocken 1–2
M.f.spec.				
D.S.: 2 mal täglich 2 Teelöffel mit einer Tasse kochendem Wasser übergiessen und bedeckt 10 Minuten ziehen lassen.				

Wirkungsbestimmende Inhaltsstoffe
- Cumarine, Gerbstoffe, Saponine, Ätherische Öle, Flavonoide.

Humorale Wirkung
- Wärmend 1–2, trocknend 1–2.
- Kochungs- und Krisenfördernd.
- Säftebewegend.
- Schleim und Schärfen über Milz, Nieren, Haut und Schleimhäute ausleitend.
- Antiskrofulös.
- Antidyskratisch.
- Deplethorisierend.
- Tonusausgleichend.

Temperamenten-, Konstitutionsbezug
- Phlegmatisches Temperament, Lymphatische Konstitution, Skrofulose, Exsudative Diathese.

Moderne Wirkung
- Lymphflussfördernd, venenflussfördernd, stärkt Lymphgefäss-, Venenwände; antiödematös, entzündungshemmend, Hautstoffwechsel verbessernd.

Humorale Indikation
- Feuchtigkeitsstagnationen, Plethora, Schärfenbelastung, vikariierende Prozesse auf innere und äussere Oberflächen, Skrofulose.

Moderne Indikation
- Ödeme, Lymphabfluss-, Venenabflussstörungen; Krampfadern, Lymphdrüsenschwellungen, Ulcus cruris venosum. Lymphdrüsenentzündungen, Chronische Ekzeme, chronisch-rezidivierende Schleimhautentzündungen.

17.3 Gelbgallenfluss fördernde Rezeptur

Fördert den Fluss der Gelbgalle, löst deren Schärfen aus dem Gewebe und bringt sie zur Ausscheidung.

Rp.				
Curcumae rhizomae	30.0	Kurkumawurzelstock	warm 2	trocken 2
Marrubii herba	20.0	Andornkraut	warm 2	trocken 3
Galii odoratae herba	20.0	Echtes Labkraut	warm 2	trocken 2
Chelidonii herba	10.0	Schöllkraut	warm 3	trocken 3
Calendulae cum calyce	10.0	Ringelblumenblüte mit Kelch	warm 1–2	trocken 1
Menthae piperitae folium	10.0	Pfefferminzblatt	warm 2	trocken 2
M.f.spec.				
D.S.: 2–3 mal täglich 1–2 Teelöffel mit 1 Tasse kochendem Wasser übergiessen und 8–12 Minuten bedeckt ziehen lassen.				

Wirkungsbestimmende Inhaltsstoffe

- Bitterstoffe, Ätherische Öle, Gerbstoffe, Schleimstoffe, Saponine, Labfermente, Flavonoide.

Humorale Wirkung

- Wärmend 2, trocknend 2.
- Stärkt Erste Kochung / Magenkochung und Zweite Kochung / Leberkochung.
- Gelbgallenfluss fördernd.
- Leitet übermässige Gelbgalle und Schärfen über Leber und Nieren aus.
- Löst und bewegt Galbgalle und Schärfen durchsetzten Schleim.
- Tonusregulierend.

Temperamenten-, Konstitutionsbezug

- Phlegmatisches Temperament, Cholerisches Temperament, Lymphatische Konstitution, Biliäre Konstitution, Asthenische Konstitution, Exsudative Diathese.

Moderne Wirkung

- Gallenflussfördernd, verdauungsfördernd, appetitanregend, entzündungshemmend, schleimlösend, lymphflussfördernd.

Humorale Indikation

- Verstopfte Leber, Kochungsschwäche, gelbgallig durchsetzter Schleim, Schärfenvikariationen über innere und äussere Oberflächen.

Moderne Indikation

- Sekretionsschwäche der Verdauungsdrüsen, Appetitlosigkeit, Völlegefühl, Stockungen der Bauchlymphe, Lymphknotenentzündungen, Ekzeme, Akne.

17.4 Schwarzgallenfluss fördernde Rezeptur

Bringt die zu Stagnation neigende Schwarzgalle in Fluss, löst dünne Schwarzgalle und schwarzgallige Schärfen aus den Geweben und leitet sie aus.

Rp.				
Fumariae herba	30.0	Erdrauchkraut	warm 1–2	trocken 2
Galii aparine herba	20.0	Klettenlabkraut	warm 1–2	trocken 1
Galeopsidis herba	20.0	Hohlzahnkraut	warm 1	trocken 1
Glechomae herba	20.0	Gundelrebenkraut	warm 2	trocken 2
Verbenae citriodorae	10.0	Verbenenkraut	warm 1–2	trocken1
M.f.spec.				
D.S.: 2 mal täglich 1–2 Teelöffel in 1 Tasse kaltem Wasser 4 Stunden mazerieren, bedeckt zum Sieden bringen (nicht kochen) und 5 Minuten ziehen lassen.				

Wirkungsbestimmende Inhaltsstoffe
- Bitterstoffe, Alkaloide, Ätherische Öle, Saponine, Kieselsäure, Labfermente, Flavonoide.

Humorale Wirkung
- Wärmend 1–2, trocknend 1–2.
- Säftebewegend.
- Schwarzgalle bewegend.
- Leitet übermässige Schwarzgalle und Schärfen über Milz, Leber und Nieren aus.
- Löst und bewegt Schwarzgalle und Schärfen durchsetzten Schleim.
- Antiskrofulös.

Temperamenten-, Konstitutionsbezug
- Melancholisches Temperament, Carbonitrogenoide Konstitution, Lymphatische Konstitution, Azide Diathese, Skrofulose.

Moderne Wirkung
- Gallenflussfördernd, verdauungsfördernd, lymphflussfördernd.

Humorale Indikation
- Verstopfte Milz, Melancholismus, Schärfenvikariationen auf innere und äussere Oberflächen, schwarzgallig durchsetzter Schleim, Schwermütigkeit.

Moderne Indikation
- Stockungen der Bauchlymphe, Lymphknotenentzündungen, Ekzeme, Akne, chronisch eitrige Prozesse der Haut, Schleimhaut und Lymphgewebe; Geschwüre, Verhärtungen der Lymphgefässe, chronische Bronchitis mit gräulichem Auswurf, Elastizitätsmangel des Bindegewebes, führt viel Selbstgespräche, psychosomatische Beschwerden mit Druckgefühl im Zwerchfellbereich und / oder der linken Seite, Sandgefühl in Gelenken, plötzlich auftretende Hautunreinheiten.

17.5 Rezeptur zur Förderung des arteriellen Blutflusses

Diese Rezeptur unterstützt die Sanguisfunktion, fördert den arteriellen Blutfluss und die Mikrozirkulation.

Rp.				
Ginkgo folium	25.0	Ginkgoblatt	warm 1	neutral
Crataegi folium	25.0	Weissdornblatt	neutral	trocken 1
Rosmarini folium	15.0	Rosmarinblatt	warm 3	trocken 3
Carthami flos	15.0	Färberdistelblüte	warm 1	trocken 1
Arnicae flos	10.0	Arnikablüte	warm 2	trocken 2
Verbenae citriodorae folium	10.0	Verbenenkraut	warm 1–2	trocken 1
M.f.spec.				
D.S.: 2–3 mal täglich 1–2 Teelöffel mit einer Tasse kochendem Wasser übergiessen und 10–15 Minuten bedeckt ziehen lassen				

Wirkungsbestimmende Inhaltsstoffe
- Flavonoide, Ätherische Öle, Bitterstoffe.

Humorale Wirkung
- Wärmend 2, trocknend 2.
- Säftebewegend.
- Blutfluss fördernd.
- Schärfen mildernd.
- Sthenisierend.
- Deplethorisierend.

Temperamenten-, Konstitutionsbezug
- Hämatogene Konstitution, Plethorische Konstitution, Asthenische Konstitution.

Moderne Wirkung
- Fördert den arteriellen Fluss, mikrozirkulationsfördernd, thrombozytenaggregationshemmend, antioxidativ, antiarteriosklerotisch, herzstärkend.

Humorale Indikation
- Blutverteilungsstörungen, Schwäche des Blutprinzips, verschleimtes Blut, Schärfen belastetes Blut.

Moderne Indikation
- Arteriosklerose, Kreislaufschwäche, Hypotonie, Angina pectoris, Arterielle Verschlusskrankheiten, kalte Extremitäten, Mikrozirkulationsstörungen.

Kontraindikation
- Schwangerschaft.
- Interaktionen mit Blutverdünnern sind möglich.
- Tee 4 Tage vor einem Operationstermin absetzen.

17.6 Rezeptur zur Förderung des venösen Blutflusses

Unterstützt die Sanguisfunktion und fördert den venösen Blutfluss und die Mikrozirkulation.

Rp.				
Fagopyri herba	30.0	Buchweizenkraut	warm 1–2	trocken 1
Meliloti herba	30.0	Steinkleekraut	warm 1	neutral
Vitis viniferae folium rubrae	30.0	Weinlaub rot	warm 1	trocken 2
Aesculi flos	10.0	Rosskastanienblüte	warm 1–2	trocken 1–2
M.f.spec.				
D.S.: 2 mal täglich 2 Teelöffel mit einer Tasse kochendem Wasser übergiessen und bedeckt 10 Minuten ziehen lassen.				

Wirkungsbestimmende Inhaltsstoffe
- Saponine, Cumarine, Schleimstoffe, Ätherische Öle, Flavonoide.

Humorale Wirkung
- Wärmend 1, trocknend 1.
- Säftebewegend.
- Blut stärkend und bewegend.
- Schärfen mildernd und ausleitend.
- Sthenisierend.
- Deplethorisierend.

Temperamenten-, Konstitutionsbezug
- Plethorische Konstitution, Hämangiotische Konstitution, Hydrogenoide Konstitution.

Moderne Wirkung
- Entzündungshemmend, antioxidativ, Venen-, und Lymphgefässwände stärkend, Gefässepithel schützend, antiödematös, fördert den venösen Fluss, mikrozirkulationsfördernd.

Humorale Indikation
- Feuchtigkeitsstauungen, Blutstauungen, lokale Plethora, hitzige Schärfen in Blut und Lymphe.

Moderne Indikation
- Veneninsuffizienz, Krampfadern, geschwollene Beine, schwere Beine, Hämorrhoiden, Arteriosklerose, Venenentzündungen, Thrombophlebitis, Mikrozirkulationsstörungen.

Kontraindikation
- Interaktionen mit Blutverdünnern sind möglich.
- 4 Tage vor einem Operationstermin den Tee absetzen.

18 Deplethorisierende Rezepturen

Die in diesem Kapitel vorgestellten Rezepturen wirken stenisierend auf die Venenwände und fördern so den venösen Rückfluss, beheben lokale plethorische Zustände.

18.1 Deplethorisierende Rezeptur bei Bauch-Plethora

Diese Rezeptur regt Blut- und Lymphfluss im Bauch an und fördert konsensuell den Säftefluss in den unteren Extremitäten.

Rp.				
Calami rhizoma	25.0	Kalmuswurzelstock	warm 2–3	trocken 3
Taraxaci radix	25.0	Löwenzahnwurzel	kühl 1–2	trocken 2
Meliloti herba	25.0	Steinkleekraut	warm 1	neutral
Hamamelidis folium	15.0	Hamamelisblatt	kalt 1	trocken 1–2
Populi gemmae	10.0	Pappelknospe	warm 1	trocken 1–2
M.f.spec.				
D.S.: 2–3 mal täglich 1–2 Teelöffel mit 1 Tasse kochendem Wasser übergiessen und bedeckt 10 Minuten ziehen lassen.				

Wirkungsbestimmende Inhaltsstoffe
- Bitterstoffe, Ätherische Öle, Cumarine, Gerbstoffe, Harze, Phenolglycoside, Flavonoide.

Humorale Wirkung
- Wärmend 1–2, trocknend 2.
- Stärkt Erste Kochung / Magenkochung und Zweite Kochung / Leberkochung.
- Kochungs- und Krisenfördernd.
- Säftebewegend
- Leitet Gelbgalle, Schwarzgalle, Schleim und Schärfen über Milz, Leber und Nieren aus.
- Deplethorisierend auf den Bauchraum.
- Sthenisierend

Temperamenten-, Konstitutionsbezug
- Phlegmatisches Temperament, Plethorische Konstitution.

Moderne Wirkung
- Verdauungsfördernd, gallenflussfördernd; fördert Venen- und Lymphabfluss aus dem Bauchraum.

Humorale Indikation
- Bauchplethora, Phlegmatismus, kalter Magen, verstopfte Leber, verstopfte Milz.

Moderne Indikation
- Stauungsgefühle im Bauchraum, Appetitlosigkeit, Hämorrhoiden, Verdauungsschwäche, Dyspepsie, Misslaunigkeit, funktioneller Pfortaderstau.

Kontraindikation
- Schwangerschaft, Stillzeit.

18.2 Deplethorisierende Rezeptur bei Beckenplethora der Frau

Wärmt und stärkt das weibliche Becken, fördert den Säftefluss.

Rp.				
Rosmarini folium	25.0	Rosmarinblatt	warm 3	trocken 3
Origani herba	25.0	Oreganokraut	warm 3	trocken 3
Millefolii herba	25.0	Schafgarbenkraut	warm 1	trocken 1
Verbenae herba	25.0	Eisenkraut	warm 1–2	trocken 1
M.f.spec.				
D.S.: 2–3 mal täglich 1–2 Teelöffel mit 1 Tasse heissem Wasser übergiessen und 5–12 Minuten bedeckt ziehen lassen.				

Wirkungsbestimmende Inhaltsstoffe
- Ätherische Öle, Bitterstoffe, Gerbstoffe, Flavonoide.

Humorale Wirkung
- Wärmend 2, trocknend 2.
- Kochungsfördernd.
- Stärkt Erste Kochung / Magenkochung und Zweite Kochung / Leberkochung.
- Säftebewegend.
- Zerteilt zähen, schwarzgallig durchsetzten Schleim und Schärfen aus dem Becken und leitet ihn über Leber und Gebärmutter aus.
- Deplethorisierend.
- Sthenisierend.

Temperamenten-, Konstitutionsbezug
- Phlegmatisches Temperament, Plethorische Konstitution, Hämangiotische Konstitution.

Moderne Wirkung
- Verdauungsfördernd, sekretionsfördernd auf alle Drüsen, blutflussfördernd, menstruationsfördernd, leicht schweisstreibend, antioxidativ, entzündungshemmend.

Humorale Indikation
- Schwäche der Ersten Kochung / Magenkochung und Zweiten Kochung / Leberkochung, Beckenplethora, kalt verschleimte Bauch- und Beckenorgane, Bauch- und Beckenplethora, schwarzgallig durchsetzter Phlegmatismus.

Moderne Indikation
- Verdauungsbeschwerden, Dysmenorrhoe, Menstruationskrämpfe, ausbleibende Menstruation, Endometriose Libidoschwäche.

Kontraindikation
- Schwangerschaft, Stillzeit.

18.3 Deplethorisierende Rezeptur bei Plethora des Kopfes

Rp.				
Verbenae herba	30.0	Eisenkraut	warm 1–2	trocken 1
Ginkgo folium	30.0	Ginkgoblatt	warm 1	neutral
Galii odoratae herba	20.0	Waldmeisterkraut	warm 2	trocken 2
Caryophylli flos	20.0	Gewürznelke	warm 3	trocken 3
M.f.spec.				
D.S.: 2–3 mal täglich 1–2 Teelöffel mit 1 Tasse kochendem Wasser übergiessen, bedeckt 8–12 Minuten ziehen lassen.				

Wirkungsbestimmende Inhaltsstoffe

- Bitterstoffe, Verbenalin, Alkaloide, Schleimstoffe, Gerbstoffe, Flavonoide, Labfermente, Ätherische Öle.

Humorale Wirkung

- Wärmend 2, trocknend 2.
- Kochungsfördernd.
- Säftebewegend.
- Schärfen mildernd.
- Deplethorisiert den Kopf.
- Tonusregulierend.

Temperamenten-, Konstitutionsbezug

- Plethorische Konstitution, Hämangiotische Konstitution.

Moderne Wirkung

- Verdauungsfördernd, krampflösend, durchblutungsfördernd, entzündungshemmend.

Humorale Indikation

- Kopfplethora, verschleimter Kopf, blockierter Spiritus animalis / rationalis (Gehirn-Spiritus).

Moderne Indikation

- Kopfschmerzen, Schwindelgefühle, Ohrgeräusche, Konzentrationsschwierigkeiten.

19 Dekongestive Rezepturen

Die hier vorgestellten Rezepturen regulieren erhöhte Spannungszustände des Gefässsystems, wirken gefässerweiternd auf den Kapillaren vorgeschalteten, arteriellen Gefässabschnitten.

19.1 Dekongestive Rezeptur I

Wirkt kochungsfördernd, Schärfen ausleitend und detonisierend auf hypersthenische Arterienabschnitte.

Rp.				
Valerianae radix	30.0	Baldrianwurzel	warm 2	trocken 2
Absinthium herba	20.0	Wermutkraut	warm 1–2	trocken 3
Veronicae herba	20.0	Ehrenpreiskraut	warm 1	trocken 1
Matricariae flos	15.0	Kamillenblüte	warm 1–2	trocken 1–2
Lavandulae flos	15.0	Lavendelblüte	warm 2–3	trocken 2–3
M.f.spec.				
D.S.: 2–3 mal täglich 1–2 Teelöffel mit 1 Tasse heissem Wasser übergiessen und 10–15 Minuten bedeckt ziehen lassen.				

Wirkungsbestimmende Inhaltsstoffe

- Ätherische Öle, Gerbstoffe, Bitterstoffe, Alkaloide, Schleimstoffe, Cumarine, Flavonoide.

Humorale Wirkung

- Wärmend 2, trocknend 2.
- Stärkt Erste Kochung / Magenkochung und Zweite Kochung / Leberkochung.
- Wärmt und öffnet Magen, Milz, Leber, Nieren und Nerven.
- Leitet übermässige Schwarzgalle, Gelbgalle, Schleim und Schärfen über Milz, Leber und Nieren aus.
- Dekongestiv.
- Tonusregulierend.

Temperamenten-, Konstitutionsbezug

- Neurogene Konstitution, Asthenische Konstitution, Hämangiotische Konstitution, Spasmophile Diathese.

Moderne Wirkung

- Beruhigend, krampflösend, verdauungsfördernd, blähungswidrig.

Humorale Indikation

- Kochungsschwäche, Phlegmatismus, Cholerismus, Melancholismus, Schärfenbelastung, kalter Magen, verstopfte Leber und Milz, irritable Schwäche, Kopf-, Brust- und Beckenkongestion, verschleimte Nerven.

Moderne Indikation

- Nervöse Beschwerden, Magen-, Darmkrämpfe, Gebärmutterkrämpfe, Kopfschmerzen, Schwindel, Herzpalpitationen, Neurasthenie.

Kontraindikation

- Schwangerschaft, Stillzeit.

19.2 Dekongestive Rezeptur II

Wirkt kochungsfördernd, Schärfen ausleitend und dekongestiv.

Rp.				
Levistici radix	30.0	Liebstockwurzel	warm 2	trocken 2
Apii folium	25.0	Sellerieblatt	warm 1–2	trocken 2
Millefolii flos	15.0	Schafgarbenkraut	warm 1	trocken 1
Lavandulae flos	20.0	Lavendelblüte	warm 2–3	trocken 2–3
Verbenae citriodorae folium	10.0	Verbenenblatt	warm 1–2	trocken 1
M.f.spec.				
D.S.: 2–3 mal täglich 1–2 Teelöffel mit 1 Tasse heissem Wasser übergiessen und 10–15 Minuten bedeckt ziehen lassen.				

Wirkungsbestimmende Inhaltsstoffe

- Ätherische Öle, Buthylphthalide, Cumarine, Gerbstofffe, Bitterstoffe, Schleimstoffe, Flavonoide.

Humorale Wirkung

- Wärmend 2, trocknend 2.
- Stärkt die Erste Kochung / Magenkochung und Zweite Kochung / Leberkochung.
- Wärmt und öffnet Gebärmutter, Milz, Leber und Nieren.
- Leitet übermässige Schwarzgalle, Gelbgalle, Schleim und Schärfen über Milz, Leber, Nieren und Gebärmutter aus.
- Leitet übermässige Feuchtigkeit über die Nieren aus.Dekongestiv.
- Detonisierend.

Temperamenten-, Konstitutionsbezug

- Phlegmatisches Temperament, Cholerisches Temperament, Melancholisches Temperament, Hämangiotische Konstitution, Neurogene Konstitution, Asthenische Konstitution, Spasmophile Diathese.

Moderne Wirkung

- Verdauungsfördernd, krampflösend, blähungswidrig, harntreibend, beruhigend, senkt erhöhten Blutdruck, menstruationsfördernd.

Humorale Indikation

- Kochungsschwäche, Phlegmatismus, Cholerismus, Melancholismus, Schärfenbelastung, kalter Magen, kalte Nieren und Gebärmutter, verstopfte Leber und Milz, Kopf-, Brust-, Beckenkongestion; Beckenplethora, verschleimte Nerven.

Moderne Indikation

- Nervöse Beschwerden, Magen-, Darmkrämpfe, Gebärmutterkrämpfe, Amenorrhoe, Kopfschmerzen, Schwindel, Herzpalpitationen, Hypertonie, Nierenfunktionsschwäche.

Nebenwirkung bzw. Kontraindikation

- Bei hellhäutigen Personen ist eine Steigerung der UV-Empfindlichkeit möglich.
- Schwangerschaft, Stillzeit.

19.3 Dekongestive Rezeptur III

Wirkt kochungsfördernd, Schärfen ausleitend, Blutfluss und Spiritusverteilung fördernd.

Rp.				
Rutae folium		Weinrautenblatt	warm 3	trocken 3
Melissae folium		Melissenblatt	warm 2	trocken 1
Serpylli herba		Quendelkraut	warm 3	trocken 3
Sambuci flos	aa ad 100.0	Holunderblüte	warm 1–2	trocken 2
M.f.spec.				
D.S.: 2 mal täglich 1–2 Teelöffel mit 1 Tasse heissem Wasser übergiessen und bedeckt 10 Minuten ziehen lassen.				

Wirkungsbestimmende Inhaltsstoffe

- Ätherische Öle, Gerbstoffe, Flavonoide, Bitterstoffe, Schleimstoffe.

Humorale Wirkung

- Wärmend 2, trocknend 2.
- Kochungs- und Krisenfördernd.
- Stärkt die Erste Kochung / Magenkochung und Zweite Kochung / Leberkochung.
- Leitet übermässige Schwarzgalle, Gelbgalle, Schleim und Schärfen über Milz, Haut, Schleimhaut, Gebärmutter und Leber aus.
- Säfte an die Oberfläche bringend.
- Blutfluss fördernd.
- Wärmt und öffnet Milz, Herz, Leber, Nieren, Magen, Lungen, Haut, Gehirn und Gebärmutter.
- Fördert die Verteilung des Spiritus vitalis / Herzspiritus.
- Dekongestiv und Deplethorisierend.
- Tonusregulierend..

Temperamenten-, Konstitutionsbezug

- Phlegmatisches Temperament, Plethorische Konstitution, Hämangiotische Konstitution, Spastische Diathese.

Moderne Wirkung

- Verdauungsfördernd, sekretionsfördernd, schweisstreibend, stoffwechselanregend, krampflösend, beruhigend, durchblutungsfördernd.

Humorale Indikation

- Kälte von Magen, Leber, Milz, Nieren, Lungen, Haut, Gehirn; Beckenplethora, Brustplethora, Brustkongestion, Kopfkongestion, verstopfte Milz, verstopfte Leber, Schärfenbelastung.

Moderne Indikation

- Herzpalpitationen, Angina pectoris, Bluthochdruck, Dyspepsie, Magen-, Darmkrämpfe.

Kontraindikation

- Schwangerschaft, Stillzeit.

20 Rezepturen bei Phlegmatismus

Fördern die Kochung von Schleim und wärmen den gesamten Organismus.

20.1 Phlegma kochende und ausleitende Rezeptur

Verbessert die Phlegma-Kochung und beseitigt übermässige Feuchtigkeiten.

Rp.				
Calami rhizoma	20.0	Kalmuswurzelstock	warm 2–3	trocken 3
Aurantium dulc. pericarpium	20.0	Süss-Orangenschale	warm 2–3	trocken 2–3
Cinnamomi cortex	20.0	Zimtrinde	warm 3	trocken 2–3
Juniperi fructus cont.	20.0	Wacholderbeere angestossen	warm 3	trocken 2
Rosmarini folia	10.0	Rosmarinblatt	warm 3	trocken 3
Foeniculi fructus cont.	10.0	Fenchelfrucht angestossen	warm 2–3	trocken 1
M.f.spec.				
D.S: 1–2 Teelöffel mit 1 Tasse siedendem Wasser übergiessen und bedeckt 10–15 Minuten ziehen lassen.				

Wirkungsbestimmende Inhaltsstoffe
- Ätherische Öle, Bitterstoffe, Flavonoide.

Humorale Wirkung
- Wärmend 2–3, trocknend 2.
- Stärkt die Erste Kochung / Magenkochung.
- Leitet übermässige Feuchtigkeit über die Nieren aus.
- Zerteilt zähen Schleim und leitet ihn über die Nieren aus.Wärmt und öffnet Magen, Leber, Milz, Nieren und Pankreas und fördert deren Konsensus.
- Fördert die Spiritusverteilung.
- Antidyskratisch.
- Sthenisierend.

Temperamenten-, Konstitutionsbezug
- Phlegmatisches Temperament, Lymphatische Konstitution.

Moderne Wirkung
- Stoffwechselanregend, appetitanregend, verdauungsfördernd, gallenflussfördernd, blähungswidrig, schleimlösend, leicht schweisstreibend, harntreibend.

Humorale Indikation
- Phlegmatismus, Schwäche der Ersten Kochung, kalter Magen, verschleimte weibliche und männliche Unterleibsorgane, verschleimte Unterleibsorgane, Verdauungsdrüsen, Lymphe, Blut, Gelenke und Kopf.

Moderne Indikation
- Stoffwechselschwäche, Verdauungsschwäche, Blähungen, Völlegefühl, Magenkrämpfe, Dyspepsie, Appetitlosigkeit, Hypoacidität des Magens, Gedunsenheit der Gewebe, Libidoschwäche, Kältegefühle, Benommenheitsgefühl, Abwehrschwäche.

Modifikation
- Durch Beigabe von etwas Honig oder Süssholz kann die trocknende Eigenschaft abgemildert werden.
- Bei empfindlichen Nieren sollen die Wacholderbeeren durch Goldrutenkraut (warm 1, trocken 2) ersetzt werden.

Kontraindikation
- Schwangerschaft, Stillzeit.

20.2 Rezeptur bei atonischen Schleimhautkatarrhen

Verbessert die Schleimkochung, vermindert vikariierende Prozesse und tonisiert die inneren und äusseren Oberflächenorgane.

Rp.				
Pimpinellae radix	45.0	Bibernellwurzel	warm 2–3	trocken 2–3
Helenii rhizoma	25.0	Alantwurzel	warm 2–3	trocken 1
Marrubii herba	20.0	Andornkraut	warm 2	trocken 3
Anisi fructus	10.0	Anisfrucht	warm 2	trocken 2
M.f.spec.				
D.S.: 2 mal täglich 1–2 Teelöffel anstossen, mit 1 Tasse kochendem Wasser übergiessen und bedeckt 10–15 Minuten ziehen lassen.				

Wirkungsbestimmende Inhaltsstoffe

- Ätherische Öle, Saponine, Bitterstoffe, Gerbstoffe, Schleimstoffe.

Humorale Wirkung

- Wärmend 2–3, trocknend 2–3.
- Stärkt die Erste Kochung / Magenkochung und Zweite Kochung / Leberkochung.
- Wärmt und öffnet die Lymphgefässe des Bauchraums.
- Zerteilt und bewegt zähen Schleim.
- Leitet Schärfen über Leber, Nieren, Schleimhaut / Haut aus.
- Wärmt und öffnet Lungen, Darm, Nieren, Gebärmutter, Haut und Schleimhäute.
- Vikariierende Prozesse auf Haut / Schleimhäute vermindernd.
- Fördert den Konsensus von Lungen, Darm und Nieren.
- Unterstützt die Spirituskochung in den Lungen.
- Fördert die Spiritusverteilung.
- Sthenisierend.
- Deplethorisierend.
- Antidyskratisch.
- Antiskrofulös.

Temperamenten-, Konstitutionsbezug

- Phlegmatisches Temperament, Melancholisches Temperament, Lymphatische Konstitution, Katarrhalisch-rheumatische Konstitution, Asthenische Konstitution, Azide Diathese, Exsudative Diathese, Skrofulose.

Moderne Wirkung

- Sekretionsfördernd, schleimlösend, auswurffördernd, gallenflussfördernd, schweisstreibend, verdauungsfördernd, menstruationsfördernd, harntreibend, lymphflussfördernd, abwehrstärkend, stoffwechselanregend, entzündungshemmend, tonisierend.

Humorale Indikation

- Schärfendurchsetzter Phlegmatismus; verschleimte Lungen, Magen, Leber, Nieren, Blase, Gebärmutter, Darm; Katarrh der Atemwege, Darmkatarrh, Nierenkatarrh, Kopfkatarrh, Milzschwellung, Skrofulose, Bauch-, Brust- und Kopfplethora.

Moderne Indikation

- Husten trocken und feucht, asthmatoide Bronchitis, chronisch wiederkehrende Entzündungen im Hals-, Nasen, -Ohrenbereich; Nasennebenhöhlenentzündungen, Nasenpolypen, Verdauungsschwäche, Lymphknotenschwellungen, Dyspepsie, Nierengriess, wiederkehrende Blasenentzündungen, Appetitlosigkeit, Schwächezustände, Lethargie, Immunschwäche, beginnende Erkältung, verzögerte Rekonvaleszenz nach Erkältungskrankheit, Stoffwechselschwäche, wiederkehrende Haut- , Schleimhautentzündungen, Menstruationsbeschwerden, ausbleibende Regelblutung, Gebärmuttermyome, Fettstoffwechselstörung, Hämorrhoiden.

Kontraindikation

- Vorsicht bei Schwangerschaft.

20.3 Rezeptur bei kalt-verschleimten Lungen

Rp.				
Pimpinellae radix	40.0	Bibernellenwurzel	warm 2–3	trocken 2–3
Primulae radix	30.0	Schlüsselblumenwurzel	warm 2	trocken 3
Foeniculi fructus	20.0	Fenchelfrucht	warm 3	trocken 1
Liquiritiae radix	10.0	Süssholzwurzel	neutral–warm 1	feucht 1
M.f.spec.				
D.S.: 2–3 mal täglich 1 Teelöffel mit 1 Tasse Wasser kalt ansetzen und bedeckt zum Sieden bringen und 1–5 Minuten ziehen lassen.				

Wirkungsbestimmende Inhaltsstoffe

- Saponine, Salicin, Ätherische Öle, Flavonoide.

Humorale Wirkung

- Wärmend 2, trocknend 2.
- Stärkt die Erste Kochung / Magenkochung.
- Kochungs- und Krisenfördernd.
- Wärmt und öffnet die Atemwege.
- Zerteilt kalten, zähen Schleim in den Lungen.
- Leitet Schärfen über Lungen, Haut / Schleimhaut und Nieren aus.
- Tonusregulierend.
- Antidyskratisch.
- Antiskrofulös.

Temperamenten-, Konstitutionsbezug

- Phlegmatisches Temperament, Katarrhalisch-rheumatische Konstitution, Lymphatisch-hyperplastische Konstitution, Skrofulose.

Moderne Wirkung

- Stoffwechselanregend, schleimlösend, auswurffördernd, schweisstreibend, krampflösend, leicht harntreibend, entzündungshemmend, abwehrstärkend, antirheumatisch.

Humorale Indikation

- Verschleimte Lungen, Keuchen und schwerer Atem, verschleimter Magen, kalter Magen, kalte Nieren, Rheumatismus.

Moderne Indikation

- Husten mit Schleim, akute und chronische Bronchitis, asthmatoide Bronchitis, Lungenasthma, Emphysem, rheumatische Erkrankungen.

Kontraindikation

- Schwangerschaft, Stillzeit.
- Magengeschwür
- Primelallergie.

20.4 Rezeptur zur Entschleimung des Kopfes

Stärkt die Schleimhäute des Kopfes, der Atemwege und wirkt schleimlösend.

Rp.				
Pimpinellae radix	30.0	Bibernellenwurzel	warm 2–3	trocken 2–3
Primulae radix	20.0	Schlüsselblumenwurzel	warm 2	trocken 2
Mei radix	20.0	Bärwurzwurzel	warm 3	trocken 3
Agropyrii rhizoma	20.0	Queckenwurzelstock	neutral	neutral–feucht 1
Liquiritiae radix	10.0	Süssholzwurzel	warm 1	feucht 1
M.f.spec.				
D.S.: 2–3 mal täglich 2 Teelöffel mit 1 Tasse Wasser kalt ansetzen und bedeckt kurz aufkochen, auf die Seite stellen und 10 Minuten ziehen lassen.				

Wirkungsbestimmende Inhaltsstoffe

- Saponine, Salicin, Ätherische Öle, Flavonoide, Schleimstoffe, Phthalide, Kieselsäure.

Humorale Wirkung

- Wärmend 2–3, trocknend 2.
- Kochungs- und Krisenfördernd.
- Stärkt die Erste Kochung / Magenkochung.
- Bringt die Säfte an die Oberfläche.
- Zerteilt zähen Schleim.
- Wärmt und öffnet die Atemwege und den Magen.
- Leitet Schärfen über Leber, Nieren, Lungen und Haut / Schleimhäute aus.
- Sthenisiert die Schleimhäute des Kopfes.
- Antiskrofulös.

Temperamenten-, Konstitutionsbezug

- Phlegmatisches Temperament, Lymphatische Konstitution, Asthenische Konstitution.

Moderne Wirkung

- Verdauungsfördernd, schleimlösend, abwehrstärkend, entzündungshemmend, harntreibend, schweisstreibend.

Humorale Indikation

- Phlegmatismus, kalter Magen, kalte Leber, verschleimter Kopf und Atemwege.

Moderne Indikation

- Verdauungsschwäch, Bronchitis mit viel Schleim, chronisch-obstruktive Bronchitis, asthmatoide Bronchitis, akute und chronische Nasennebenhöhlen-Entzündungen.

Kontraindikation

- Schwangerschaft, Stillzeit.
- Primelallergie.

20.5 Rezeptur die gipsartigen Schleim zerteilt

Zerteilt verhärteten Schleim und führt ihn der Kochung und Krisis zu.

Rp.				
Taraxaci radix	30.0	Löwenzahnwurzel	kalt 1–2	trocken 2
Calami rhizoma	15.0	Kalmuswurzelstock	warm 2–3	trocken 3
Mei radix	15.0	Bärwurzwurzel	warm 3	trocken 3
Primulae radix	20.0	Schlüsselblumenwurzel	warm 2	trocken 3
Juniperi fructus	20.0	Wacholderbeere	warm 3	trocken 2
M.f.spec.				
D.S: 1–2 Teelöffel anstossen, mit 1 Tasse kaltem Wasser ansetzen und bedeckt aufkochen, auf die Seite stellen und 10 Minuten ziehen lassen.				

Wirkungsbestimmende Inhaltsstoffe

- Ätherische Öle, Bitterstoffe, Saponine, Mineralien, Cumarine.

Humorale Wirkung

- Wärmend 2–3 und trocknend 2.
- Stärkt die Erste Kochung / Magenkochung und Zweite Kochung / Leberkochung.
- Zerteilt zähen Schleim und leitet ihn und Schärfen über Leber und Nieren aus.
- Sthenisierend.
- Antidyskratisch.
- Antiskrofulös.

Temperamenten-, Konstitutionsbezug

- Phlegmatisches Temperament, Lymphatische Konstitution, Katarrhalisch-rheumatische Konstitution.

Moderne Wirkung

- Stoffwechselanregend, antirheumatisch, verdauungsfördernd, harntreibend, gallenflussfördernd, schmerzlindernd, schleimlösend, leicht schweisstreibend.

Humorale Indikation

- Zäher Schleim in den Gelenken, Neigung zu Kristallose, verschleimte Lungen, Nieren, Leber, Magen; Säftestauungen im Bauch.

Moderne Indikation

- Gelenkrheumatismus, Arthrose, Arthritis, Speichelsteine, Nierensteine, Gallensteine, Gicht, Harnsäuresteine.

Kontraindikation

- Schwangerschaft, Stillzeit.
- Nierenentzündungen.

20.6 Rezeptur gegen Schleim in den Gelenken

Zerteilt zähen Schleim in den Gelenken und nährt die Gelenke.

Rp.				
Equiseti herba	100.0	Ackerschachtelhalmkraut	warm 1	trocken 2
D.S.: 2 Teelöffel auf 2 Tassen Wasser über ca. 20 Minuten bedeckt köcheln (evtl. Wasser ergänzen), abseihen und für die weitere Verarbeitung verwenden.				
Rp.				
Visci herba	40.0	Mistelkraut	neutral	feucht 1
Scrophulariae herba	20.0	Braunwurzkraut	warm 2	trocken 2
Calami rhizoma	20.0	Kalmuswurzelstock	warm 2–3	trocken 3
Urticae folium	20.0	Brennesselblatt	warm 2–3	trocken 2–3
M.f.spec.				
D.S.: 2–3 x tgl. 1–2 Teelöffel mit einer Tasse von obigem, kochendem Ackerschachtelhalm übergiessen und 15 Minuten ziehen lassen.				

Wirkungsbestimmende Inhaltsstoffe

- Kieselsäure, Bitterstoffe, Iridoidglycoside, Ätherische Öle, Lektine, Flavonoide.

Humorale Wirkung

- Wärmend 2, befeuchtend 1 (die befeuchtende Wirkung erklärt sich durch den hohen Kieselsäuregehalt des Auszugs).
- Kochungsfördernd.
- Zerteilt zähen Schleim in den Gelenken.
- Leitet Schärfen über Leber, Milz und Nieren aus.
- Unterstützt die Dritte Kochung / Gewebekochung.
- Mild sthenisierend.
- Antiskrofulös.

Temperamenten-, Konstitutionsbezug

- Phlegmatisches Temperament, Melancholisches Temperament, Lymphatische Konstitution, Carbohydrogenoide Konstitution, Katarrhalisch-rheumatische Konstitution.

Moderne Wirkung

- Stoffwechselanregend, erhöht die Bindegewebsresistenz, antirheumatisch, entzündungshemmend, harntreibend.

Humorale Indikation

- Phlegmatismus, Schärfendurchsetzter Schleim, gipsartiger Schleim in den Gelenken.

Moderne Indikation

- Rheumatische Erkrankungen, Arthrosen, Arthritiden.

Kontraindikation

- Schwangerschaft, Stillzeit.

20.7 Rezeptur für die kalt-verschleimte Leber

Wärmt und öffnet die Leber, stärkt ihre Funktionen.

Rp.				
Marrubii herba	30.0	Andornkraut	warm 2	trocken 3
Zingiberis rhizoma	20.0	Ingwerwurzelstock	warm 3	trocken 1
Pimpinellae radix	20.0	Bibernellenwurzel	warm 2–3	trocken 2–3
Cinnamomi cortex	10.0	Zimtrinde	warm 3	trocken 2–3
Foeniculi fructus	20.0	Fenchelfrucht	warm 3	trocken 1
M.f.spec.				
D.S.: 2–3 mal täglich 1–2 Teelöffel anstossen und mit 1 Tasse 3 x tgl. 1Tl./Tasse mit kochendem Wasser übergiessen und 8–15 Minuten bedeckt ziehen lassen.				

Wirkungsbestimmende Inhaltsstoffe
- Ätherische Öle, Bitterstoffe, Gerbstoffe, Schleimstoffe, Saponine, Cumarine, Flavonoide.

Humorale Wirkung
- Wärmend 2–3, trocknend 2.
- Erste Kochung / Magenkochung und Zweite Kochung / Leberkochung stärkend.
- Zähen Schleim zerteilend.
- Leitet übermässige Schwarzgalle, Gelbgalle und Schärfen über Leber, Nieren, Milz und Haut / Schleimhaut aus.
- Sthenisierend.
- Deplethorisierend.

Temperamenten-, Konstitutionsbezug
- Phlegmatisches Temperament, Asthenische Konstitution, Lymphatische Konstitution.

Moderne Wirkung
- Stoffwechselanregend, sekretionsfördernd, gallenflussfördernd, verdauungsfördernd, schleimlösend, schweisstreibend, harntreibend, antioxidativ, entzündungshemmend, abwehrstärkend, krampflösend, tonisierend.

Humorale Indikation
- Kalt verschleimte Leber, Magen, Nieren, Pankreas und Lungen; Bauchplethora, Beckenplethora, Brustplethora.

Moderne Indikation
- Verdauungsbeschwerden, Dyspepsie, Funktionsschwäche der Verdauungsdrüsen, Blähungen, Fettstoffwechselstörungen, Fettleber, Druck unterhalb des rechten Rippenbogens, funktioneller Pfortaderstau, hypoazide Gastritis, Stauungsgefühle im Bauchraum, Kältegefühl in Bauch und unteren Extremitäten, chronische Leberentzündung, Fettleber, Bronchitis, Husten mit Schleim, Druck auf der Brust.

Kontraindikation
- Schwangerschaft, Stillzeit.
- Akute Magenschleimhautentzündung, akute Leberentzündung.

21 Rezepturen bei Cholerismus

Regulieren die Leber und leiten übermässige Gelbgalle aus.

21.1 Rezeptur zur Ausleitung übermässiger Gelbgalle I

Rp.				
Taraxaci radix cum folium	40.0	Löwenzahnwurzel mit Blatt	kalt 1–2	trocken 2
Agrimoniae herba	15.0	Odermennigkraut	warm 1	trocken 2
Chelidonii herba	10.0	Schöllkraut	warm 3	trocken 3
Menthae piperitae folium	10.0	Pfefferminzblatt	warm 2	trocken 2
Tiliae flos	15.0	Lindenblüte	warm 1–2	trocken 1
Verbenae citriodorae folium	10.0	Verbenenblatt	warm 1–2	trocken 1
M.f.spec.				
D.S.: 2 mal täglich 1–2 Teelöffel pro Tasse mit kochendem Wasser übergiessen und 10–15 Minuten bedeckt ziehen lassen.				

Wirkungsbestimmende Inhaltsstoffe

- Bitterstoffe, Gerbstoffe, Schleimstoffe, Ätherische Öle, Flavonoide.

Humorale Wirkung

- Neutral-wärmend 1, trocknend 2.
- Kochungsfördernd.
- Erste Kochung / Magenkochung und Zweite Kochung / Leberkochung stärkend.
- Leitet übermässige Gelbgalle und Schärfen über Milz, Leber, Nieren und Haut aus.
- Verbessert den Konsensus von Milz, Leber, Nieren und Haut.
- Antidyskratisch.
- Deplethorisierend.
- Sthenisierend.

Temperamenten-, Konstitutionsbezug

- Cholerisches Temperament, Biliäre Konstitution, Plethorische Konstitution, Azide Disposition.

Moderne Wirkung

- Stoffwechselanregend, harntreibend, gallenflussfördernd, sekretionsfördernd, verdauungsfördernd, mild tonisierend.

Humorale Indikation

- Cholerismus, Cholerische Schärfen, Hitzen, hitzige Leber, verstopfte Leber und Milz, Podagra, hitziger Magen, schwacher Magen, verschleimter Magen, verschleimter Darm, Bauchplethora, hitziges Blut.

Moderne Indikation

- Leberfunktionsstörungen, Nierenfunktionsschwäche, Magenschleimhautentzündung, funktioneller Pfortaderstau, Verdauungsbeschwerden, Hitzewallungen im Klimakterium, Entzündungsneigung, Unruhe, aggressives Verhalten.

Kontraindikation

- Keine Durchspülungstherapie bei Ödemen infolge insuffizienter Herz- oder Nierenleistung.
- Gallenwegsverschluss.

Praxis Tipp

- Zusätzlich täglich einige Berberitzenfrüchte (getrocknet aus dem Reformhaus) mindestens 1 Stunde in Wasser eingelegt gut gekaut essen.

21.2 Rezeptur zur Ausleitung übermässiger Gelbgalle II

Rp.				
Absinthii herba	20.0	Wermutkraut	warm 1–2	trocken3
Leonuri herba	20.0	Herzgespannkraut	warm 2	trocken 2
Melissae folium	20.0	Melissenblatt	warm 2	trocken 1
Menthae piperitae folium	20.0	Pfefferminzblatt	warm 2	trocken 2
Malvae flos	10.0	Malvenblüte	neutral	feucht 1–2
Verbenae citriodorae folium	10.0	Verbenenblatt	warm 1–2	trocken 1
M.f.spec.				
D.S.: 2–3 mal täglich 1–2 Teelöffel pro Tasse mit heissem Wasser übergiessen und 8–10 Minuten bedeckt ziehen lassen.				

Wirkungsbestimmende Inhaltsstoffe
- Bitterstoffe, Alkaloide, Gerbstoffe, Schleimstoffe, Ätherische Öle, Flavonoide.

Humorale Wirkung
- Wärmend 1–2, trocknend 2.
- Kochungsfördernd.
- Stärkt Erste Kochung / Magenkochung und Zweite Kochung / Leberkochung.
- Übermässige Gelbgalle, Schwarzgalle, Schleim und Schärfen über Leber, Darm und Milz ausleitend.
- Antidyskratisch.
- Deplethorisierend.
- Dekongestiv.
- Tonusregulierend.

Temperamenten-, Konstitutionsbezug
- Cholerisches Temperament, Phlegmatisches Temperament, Melancholisches Temperament, Biliäre Konstitution, Asthenische Konstitution, Azide Konstitution, Plethorische Konstitution.

Moderne Wirkung
- Stoffwechselanregend, gallenflussfördernd, sekretionsfördernd, appetitfördernd, verdauungsfördernd, kreislaufanregend, tonisierend, krampflösend auf Magen und Darm.

Humorale Indikation
- Cholerismus, Melancholismus, Schärfenbelastung, verstopfte Leber und Milz, Podagra, kalt-verschleimter Magen, verschleimter Darm, verschleimte Nieren, verschleimte Gebärmutter, Bauchplethora, Beckenplethora, Brustplethora, Kopfplethora, Kopfkongestion.

Moderne Indikation
- Leberfunktionsstörungen, Nierenfunktionsschwäche, Menstruationskrämpfe, funktioneller Pfortaderstau, Verdauungsbeschwerden, Magen-Darm-Krämpfe, Neurasthenie, Roemheld-Syndrom, Kopfschmerzen.

Kontraindikation
- Magen-Darmgeschwüre, Gallenwegsverschluss.
- Schwangerschaft, Stillzeit.

Praxis Tipp
- Zusätzlich täglich einige Berberitzenfrüchte (getrocknet aus dem Reformhaus) mindestens 1 Stunde in Wasser eingelegt gut gekaut essen.

22 Rezepturen bei Melancholismus

Stärken die Milz und leiten übermässige Schwarzgalle aus.

22.1 Rezeptur zur Ausleitung übermässiger Schwarzgalle I

Rp.				
Fumariae herba	40.0	Erdrauchkraut	warm 1–2	trocken 2
Verbenae officinalis herba	10.0	Eisenkraut	warm 1	trocken 1
Melissae folium	20.0	Melissenblatt	warm 2	trocken 1–2
Basilici herba	20.0	Basilikumkraut	warm 2	feucht 1
Violae odorata flos	10.0	Veilchenblüte	kalt 1	feucht 2
M.f.spec.				
D.S.: 1–2 Teelöffel mit 1 Tasse heissem Wasser übergiessen und 10–15 Minuten bedeckt ziehen lassen.				

Wirkungsbestimmende Inhaltsstoffe
- Alkaloide, Bitterstoffe, Flavonoide, Ätherische Öle.

Humorale Wirkung
- Wärmend 1–2, trocknend 1.
- Stärkt die Erste Kochung / Magenkochung und die Zweite Kochung / Leberkochung.
- Leitet übermässige Schwarzgalle, Gelbgalle, Schleim und Schärfen über Milz, Leber und Nieren aus.
- Erwärmt und öffnet Leber, Milz, Pankreas und Magen.
- Reguliert den Tonus der Verdauungsorgane.
- Antidyskratisch.

Temperamenten-, Konstitutionsbezug
- Melancholisches Temperament, Biliäre Konstitution, Carbonitrogenoide Konstitution, Spasmophile Diathese.

Moderne Wirkung
- Krampflösend auf die Verdauungsorgane, gallenflussfördernd, verdauungsfördernd, reguliert die Gallengangskinetik, stoffwechselanregend, entsäuernd, Hautstoffwechsel regulierend, leicht harntreibend.

Humorale Indikation
- Melancholismus, verstopfte Leber und Milz, gelatinöser, salziger Schleim; Neigung zu Steinbildung (Kristallose), Spannungsgefühle unterhalb des Zwerchfells, Hypochondrie, Trübsinn, Schwermütigkeit.

Moderne Indikation
- Spannungsgefühle, Beengungsgefühle, Reizdarm, Reizmagen, Psychovegetative Beschwerden, Magen-Darmkrämpfe, Verdauungsstörungen, Pfortaderstauung, chronische Ekzeme, Schuppenflechte, Obstipation, Gewebe-Übersäuerung.

Modifikation
- Aromatischer und weniger bitter wird der Tee wenn Verbenae off. herba (Kraut des Echten Eisenkrauts) durch Verbenae odoratae folium (Verbenenblatt) ersetzt wird.

Kontraindikation
- Schwangerschaft, Stillzeit.

22.2 Rezeptur zur Ausleitung übermässiger Schwarzgalle II

Rp.				
Melissae folium		Melissenblatt	warm 2	trocken 1
Lupuli strobulus		Hopfenzapfen	warm 1–2	trocken 1–2
Betonicae herba		Betonienkraut	warm 1–2	trocken 1–2
Hyperici herba		Johanniskraut	warm 2	trocken 2
Verbenae citr. folium	aa ad 100.0	Verbenenblatt	warm 1–2	trocken 1
M.f.spec.				
D.S.: 1–2 Teelöffel mit 1 Tasse siedendem Wasser (nicht kochend) übergiessen, bedeckt 8–15 Minuten ziehen lassen.				

Wirkungsbestimmende Inhaltsstoffe

- Flavonoide, Bitterstoffe, Ätherische Öle, Hypericin.

Humorale Wirkung

- Wärmend 1–2, trocknend 1–2.
- Kochungsfördernd.
- Leitet übermässige Schwarzgalle, Gelbgalle, Schleim und Schärfen über Milz, Leber und Nieren aus.
- Erwärmt und öffnet Leber, Milz, Gehirn und Nerven.
- Fördert den Konsensus von Milz, Magen und Nerven.
- Tonusregulierend.
- Fördert die Spiritusverteilung.
- Dekongestiv.

Temperamenten-, Konstitutionsbezug

- Melancholisches Temperament, Biliäre Konstitution, Carbonitrogenoide Konstitution, Neurogene Konstitution, Asthenische Konstitution, Spasmophile Diathese.

Moderne Wirkung

- Nervenstärkend, beruhigend, krampflösend, entspannend, stimmungsaufhellend, angstlösend, gallenflussfördernd, verdauungsfördernd, stoffwechselanregend, leicht harntreibend.

Humorale Indikation

- Melancholismus, verstopfte Leber und Milz, schwarzgallig-gelbgallig durchsetzter Schleim, Hypochondrie, verschleimtes Gehirn, Neigung zu Kongestionen, Hysterie.

Moderne Indikation

- Stress, Spannungsgefühle, Nervosität, Unruhe, Beengungsgefühle, Reizdarm, Reizmagen, Psychovegetative Beschwerden, Magen-Darmkrämpfe, Menstruationskrämpfe, nervöse Verdauungsstörungen, nervöser Durchfall, Herzneurose.

Kontraindikation

- Schwangerschaft, Stillzeit.

23 Rezepturen zur Förderung der Spiritusverteilung

Unterstützen die Kochung und die Verteilung der Spiritus.

23.1 Rezeptur zur Anregung des Spiritus vitalis/Herzspiritus

Rp.				
Angelicae radix	30.0	Engelwurzwurzel	warm 3	trocken 2–3
Galangae rhizoma	20.0	Galgantwurzelstock	warm 3	trocken 1
Damianae folium	15.0	Damianablatt	warm 2	trocken 1–2
Melissae folium	20.0	Melissenblatt	warm 2	trocken 1
Verbenae citriodorae folia	15.0	Verbenenblatt	warm 1–2	trocken 1
M.f.spec.				
D.S.: 2–3 mal täglich 1–2 Teelöffel mit 1 Tasse siedendem (nicht kochendem) Wasser übergiessen und bedeckt 8–12 Minuten ziehen lassen.				

Wirkungsbestimmende Inhaltsstoffe
- Ätherische Öle, Bitterstoffe, Cumarine, Gerbstoffe, Phytosterine, Flavonoide.

Humorale Wirkung
- Wärmend 2–3, trocknend 1–2.
- Kochungs- und Krisenfördernd.
- Stärkt die Erste Kochung / Magenkochung und Zweite Kochung / Leberkochung.
- Zerteilt zähen Schleim.
- Leitet übermässige Schwarzgalle, Gelbgalle und Schärfen über Leber, Milz und Gebärmutter aus.
- Säftebewegend.
- Unterstützt die Spirituskochung und fördert die Spiritusverteilung.
- Reguliert die Aktivität des Spiritus vitalis.
- Verbessert den Konsensus von Leber, Herz, Lungen und Gehirn.
- Vitalisierend.
- Sthenisierend.
- Antidyskratisch.
- Deplethorisierend.

Temperamenten-, Konstitutionsbezug
- Asthenische Konstitution, Lymphatische Konstitution, Plethorische Konstitution, Katarrhalisch-rheumatische Konstitution, Neurogene Konstitution.

Moderne Wirkung
- Tonisierend, gallenflussfördernd, verdauungsfördernd, schleimlösend, herzstärkend, lungenfunktionsstärkend.

Humorale Indikation
- Kochungsschwäche, Schwäche der Spiritusbereitung und Spiritusverteilung, Verschleimung der Spirituswege, Phlegmatismus, verschleimte Lungen, Herz, Leber, Nieren, Gebärmutter, Milz, Gehirn; Schärfendurchsetzter Phlegmatismus, Verminderte Hautatmung (perspiratio insensibilis), Asthenie, Becken-, Bauch-, Brust-, Kopfplethora.

Moderne Indikation
- Akute und chronische Bronchitis mit Schleim, asthmatoide Bronchitis, Angina pectoris, Verdauungsbeschwerden, Dyspepsie, nervöse Beschwerden des Bauch- und Brustraums, Abwehrschwäche, allgemeine Schwäche, Kurzatmigkeit.

Kontraindikation
- Schwangerschaft, Stillzeit,
- Magen-, Darmgeschwüre.
- Vorsicht bei Kongestionen.
- Bei hellhäutigen Menschen ist eine Steigerung der UV-Empfindlichkeit in seltenen Fällen möglich.

23.2 Rezeptur zur Anregung des Spiritus animalis/rationalis Gehirnspiritus

Rp.				
Valerianae radix		Baldrianwurzel	warm 2	trocken 2
Angelicae radix		Engelwurzwurzel	warm 3	trocken 2–3
Cinnamomi cortex	aa ad 90.0	Zimtrinde	warm 3	trocken 2–3
Liquiritiae radix	10.0	Süssholzwurzel	neutral–warm 1	feucht 1
M.f.spec.				
D.S.: 2–3 mal täglich. 1–2 Teelöffel mit 1 Tasse kochendem Wasser übergiessen und bedeckt 8–12 Minuten ziehen lassen.				

Wirkungsbestimmende Inhaltsstoffe
- Ätherische Öle, Bitterstoffe, Cumarine, Saponine.

Humorale Wirkung
- Wärmend 2–3, trocknend 2.
- Kochungsfördernd.
- Stärkt Erste Kochung / Magenkochung und Zweite Kochung / Leberkochung.
- Zerteilt zähen Schleim.
- Wärmt und öffnet die Nerven.
- Leitet Gelbgalle, Schwarzgalle und Schärfen über Leber, Nieren und Haut aus.
- Fördert die Spiritusverteilung.
- Reguliert die Aktivität des Spiritus animalis / rationalis.
- Unterstützt die Hautatmung (perspiratio insensibilis).
- Fördert den Konsensus von Verdauungsorganen und Gehirn.
- Tonusregulierend.
- Deplethorisierend.

Temperamenten-, Konstitutionsbezug
- Atonische Konstitution, Neurogene Konstitution, Spastische Diathese.

Moderne Wirkung
- Nerventonisierend, konzentrationsfördernd, angstlösend, krampflösend.

Humorale Indikation
- Schärfendurchsetzter Phlegmatismus, verschleimte Nerven, verschleimtes Gehirn, kalter Magen, verstopfte Leber, verstopfte Milz, Kopfplethora, Bauchplethora, Asthenie.

Moderne Indikation
- Neurasthenie, Spannungszustände, Ängste, Befürchtungen, vegetative Dystonie, Kopfschmerzen, Konzentrationsstörungen, Bauchkrämpfe, Asthma, Schwindel.

Kontraindikation
- Schwangerschaft, Stillzeit.

23.3 Rezeptur zur Anregung des Spiritus naturalis/Leberspiritus

Rp.				
Lavandulae flos	30.0	Lavendelblüte	warm 2–3	trocken 2–3
Millefolii flos	30.0	Schafgarbenblüte	warm 1	trocken 1
Menthae piperitae folium	20.0	Pfefferminzblatt	warm 2	trocken 2
Absinthii herba	10.0	Wermutkraut	warm 2	trocken 3
Verbenae citriodorae folium	10.0	Verbenenblatt	warm 1–2	trocken 1
M.f.spec.				
D.S.: 2 mal täglich 1–2 Teelöffel mit 1 Tasse heissem Wasser übergiessen und bedeckt 5–10 Minuten ziehen lassen.				

Wirkungsbestimmende Inhaltsstoffe

- Ätherische Öle, Bitterstoffe, Gerbstoffe, Cumarine, Flavonoide.

Humorale Wirkung

- Wärmend 2, trocknend 2.
- Stärkt Erste Kochung / Magenkochung, Zweite Kochung / Leberkochung.
- Leitet übermässige Schwarzgalle und Gelbgalle über Milz und Leber aus.
- Fördert die Spiritusverteilung.
- Spirituskochung in Leber anregend.
- Reguliert die Aktivität des Spiritus naturalis.
- Fördert den Konsensus von Verdauungsorganen und Nerven.
- Vitalisierend.
- Deplethorisierend.
- Tonusregulierend.

Temperamenten-, Konstitutionsbezug

- Asthenische Konstitution, Neurogene Konstitution, Spasmophile Diathese.

Moderne Wirkung

- Verdauungsfördernd, krampflösend, gallenflussfördernd, nervenstärkend.

Humorale Indikation

- Verstopfte Leber, verschleimte Leber, verstopfte Milz, Beckenplethora, Bauchplethora, Kopfplethora.

Moderne Indikation

- Appetitlosigkeit, Verdauungsbeschwerden, Magen-, Darmkrämpfe, nervöse Verdauungsbeschwerden, Dyspepsie, Untergewicht trotz ausreichender Nahrungsaufnahme.

24 Adstringierende Rezeptur

Erhöht den Zusammenhalt der Gewebe, sthenisiert und wirkt übermässigen Flüssen entgegen.

24.1 Zusammenziehende Rezeptur

Wirkt zusammenziehend, erhöht den Tonus ohne aber zu hypersthenisieren.

Rp.				
Fragariae folium	25.0	Erdbeerblatt	kalt 1	trocken 2
Rubi fruticosi folium	25.0	Brombeerblatt	neutral	trocken 2–3
Hamamelidis folium	25.0	Hamamelisblatt	kalt 1	trocken 1–2
Agrimoniae herba	25.0	Odermennigkraut	warm 1	trocken 2
M.f.spec.				
D.S.: 2–3 mal täglich 1–3 Teelöffel mit 1 Tasse Wasser kurz aufkochen und 10 Minuten ziehen lassen.				

Wirkungsbestimmende Inhaltsstoffe
- Gerbstoffe, Flavonoide, Triterpensäuren.

Humorale Wirkung
- Neutral-kühlend 1, trocknend 2.
- Mildert die erhitzte Gelbgalle und hitzige Schärfen.
- Stärkt die Blutwege.
- Stillt übermässige Flüsse.
- Verhindert Fäulnis.
- Antidyskratisch.
- Sthenisierend.

Temperamenten-, Konstitutionsbezug
- Asthenische Konstitution.

Moderne Wirkung
- Zusammenziehend, wundheilungsfördernd, antioxidativ.

Humorale Indikation
- Übermässiger Säftefluss, Asthenie der Gewebe, hypotone Gewebelockerung, Schärfenvikariationen über die Magen-, Darmschleimhaut, Cholerismus, verstopfte Leber, verstopfte Milz, Bauchflüsse, Plethora abdominalis.

Moderne Indikation
- Durchfall, Blutungen, akute und chronische Darmentzündungen, Entzündungen im Hals-, Mund-, Rachenraum; Aphthen, Lippenherpes, Gefässerweiterung, Hämorrhoidalblutungen, übermässige Menstruationsblutungen, Zahnfleischschwund, Organsenkungen, Weissfluss.
- Äusserlich bei Hautausschlägen.

Kontraindikation
- Obstipation.

25 Konstitutionsfördernde Rezepturen

25.1 Rezeptur zur Unterstützung der Lymphatischen Konstitution

Bei der Lymphatischen Konstitution besteht die Anlage zu verminderter Wärmefunktion die sich in erschwerte Kochungsabläufe mit Phlegmadominanz und Schärfenbildung äussert.

Rp.				
Calami rhizoma	20.0	Kalmuswurzelstock	warm 2–3	trocken 3
Aurantii pericarpium	20.0	Orangenschale	warm 2	trocken 1
Abrotani herba	20.0	Eberrautenkraut	warm 3	trocken 3
Juglandis folium	20.0	Walnussblatt	warm 2	trocken 2
Violae tricoloris herba	20.0	Stiefmütterchenkraut	warm 2	trocken 2
M.f.spec.				
D.S.: 2–3 mal täglich 1–2 Teelöffel mit einer Tasse heissem Wasser übergiessen und 10–15 Minuten bedeckt ziehen lassen.				

Wirkungsbestimmende Inhaltsstoffe

- Ätherische Öle, Bitterstoffe, Gerbstoffe, Schleimstoffe, Salicin, Iridoidglycoside, Cumarine, Flavonoide.

Humorale Wirkung

- Wärmend 2–3, trocknend 2.
- Stärkt die Erste Kochung / Magenkochung und Zweite Kochung / Leberkochung.
- Kocht und bewegt Schleim.
- Leitet übermässige Schwarzgalle, Gelbgalle und Schärfen über Leber, Milz und und Leber aus.
- Wärmt und öffnet die Verdauungsdrüsen, den Darm, die Nieren und die Bauchlymphe.
- Stärkt die Funktion des Spiritus naturalis.
- Lymphbewegend.
- Deplethorisierend.
- Antidyskratisch.
- Sthenisierend.

Temperamenten-, Konstitutionsbezug

- Phlegmatisches Temperament, Lymphatische Konstitution, Lymphatisch-hyperplastische Konstitution, Lymphatisch-hypoplastische Konstitution, Katarrhalisch-rheumatische Konstitution, Hydrogenoide Konstitution, Asthenische Konstitution, Skrofulose, torpide Skrofulose.

Moderne Wirkung

- Verdauungsfördernd, sekretionsanregend, stoffwechselanregend, harntreibend, gallensaftfördernd, entzündungshemmend, hautstoffwechselregulierend, antidyspeptisch, lymphflussfördernd, tonisierend.

Humorale Indikation

- Phlegmatismus, kalt-verschleimte Verdauungsorgane, Kochungsschwäche.

Moderne Indikation

- Verdauungsschwäche, Appetitlosigkeit, Dyspepsie, Stauungen der Bauchlymphe, chronische Ekzeme, Akne, Lymphdrüsenentzündungen, Knöchelödeme.

25.2 Rezeptur zur Unterstützung der Biliären Konstitution

Bei der Biliären Konstitution besteht eine anlagemässige Kochungsstörung der Leber mit vermehrter Bildung von Gelbgalle und Schärfen. Häufig sind hypersthenische und spastische Zustände mit Übersäuerung zu beobachten.

Rp.				
Fumariae herba	30.0	Erdrauchkraut	warm 1–2	trocken 2
Agrimoniae herba	20.0	Odermennigkraut	warm 1	trocken 2
Chelidonii herba	10.0	Schöllkraut	warm 3	trocken 3
Taraxaci radix cum folium	20.0	Löwenzahnwurzel, -blatt	trocken 2	trocken 2
Malvae flos	20.0	Malvenblüte	neutral	feucht 1–2
M.f.spec.				
D.S.: 2–3 x tgl. 1–2 Tl./Tasse Aufguss, 10 Minuten ziehen lassen oder 6–8 Std. kalt mazerieren und kurz erwärmen, nicht kochen.				

Wirkungsbestimmende Inhaltsstoffe
- Alkaloide, Bitterstoffe, Gerbstoffe, Schleimstoffe, Flavonoide.

Humorale Wirkung
- Wärmend 1–2, trocknend 2.
- Kochungsfördernd.
- Stärkt die Erste Kochung / Magenkochung und Zweite Kochung / Leberkochung.
- Leitet übermässige Gelbgalle, Schwarzgalle, Schleim und Schärfen über Leber, Nieren und Darm aus.
- Deplethorisierend.
- Dekongestiv.
- Antidyskratisch.
- Tonusregulierend.

Temperamenten-, Konstitutionsbezug
- Cholerisches Temperament, Melancholisches Temperament, Biliäre Konstitution, Carbonitrogenoide Konstitution.

Moderne Wirkung
- Krampflösend, stoffwechselanregend, gallenflussfördernd, verdauungsfördernd, harntreibend, entzündungshemmend, antiekzematös, juckreizmildernd.

Humorale Indikation
- Cholerismus, Melancholismus, verstopfte Leber, verstopfte Milz, Schärfenbelastung, verschleimte Abdominalorgane, Ausscheidungsgastritis, Kongestionen im Bauchraum, Bauchplethora.

Moderne Indikation
- Magen-, Darmkrämpfe, spastische Obstipation, Tendenz zu Gallenkolik, chronische Darmentzündungen, Hypertonie, Hautekzeme, Neurodermitis, Psoriasis, Hämorrhoiden, Migräne, Hitzegefühle, trockene, irritierte Schleimhäute, vegetative Dystonie.

Kontraindikation
- Schwangerschaft, Stillzeit.

25.3 Rezeptur zur Unterstützung der Carbonitrogenoiden Konstitution.

Bei der Carbonitrogenoiden Konstitution besteht eine anlagemässige Funktionsschwäche der Milz mit daraus resultierendem Anstieg der Schwarzgalle. Häufig ist ein allgemeiner Mangel an Vitalität mit beeinträchtigter Reaktionsfähigkeit zu beobachten.

Rp.				
Melissae folium	20.0	Melissenblatt	warm 2	trocken 1
Fumariae herba	20.0	Erdrauchkraut	warm 1–2	trocken 2
Verbenae herba	20.0	Eisenkraut	warm 1–2	trocken 1
Veronicae herba	20.0	Ehrenpreiskraut	warm 1	trocken 1
Malvae flos	20.0	Malvenblüte	neutral	feucht 1–2
M.f.spec.				
D.S.: 2–3 mal täglich 1–2 Teelöffel mindestens 4- 10 Stunden in 1 Tasse Wasser kalt ziehen lassen, kurz bedeckt erwärmen (nicht kochen) und weitere 5 Minuten ziehen lassen oder 1–2 Teelöffel mit 1 Tasse kochendem Wasser übergiessen, 10–15 Minuten bedeckt ziehen lassen.				

Wirkungsbestimmende Inhaltsstoffe

- Ätherische Öle, Bitterstoffe, Gerbstoffe, Schleimstoffe, Alkaloide, Flavonoide.

Humorale Wirkung

- Wärmend 1–2, trocknend 1.
- Erste Kochung / Magenkochung und Zweite Kochung / Leberkochung stärkend.
- Leitet übermässige Schwarzgalle, Gelbgalle und Schärfen über Milz, Leber und Darm aus.
- Blut stärkend.
- Antidyskratisch.
- Tonusregulierend.

Temperamenten-, Konstitutionsbezug

- Melancholisches Temperament, Cholerisches Temperament, Carbonitrogenoide Konstitution, Biliäre Konstitution, Asthenische Konstitution, Katarrhalisch-rheumatische Konstitution, Vegetativ-labile Konstitution.

Moderne Wirkung

- Verdauungsfördernd, entzündungshemmend, krampflösend, entspannend, sekretionsfördernd, gallenflussfördernd, lymphqualitätsbessernd.

Humorale Indikation

- Melancholismus, Cholerismus, schwarzgallig-gelbgallig durchsetzter Schleim, Schärfenvikariationen auf innere und äussere Oberflächen, Hypochondrie.

Moderne Indikation

- Chronische Schleimhautentzündungen des Darms, chronische Hautekzeme, vegetative Labilität, depressive Verstimmung, Hypochondrie, Spannungsgefühle im Oberbauch, Verdauungsbeschwerden, nervöser Darm, nervöser Magen, nervöses Herz.

Praxis Tipp

- Diese Teemischung wirkt sekundär befeuchtend, auch wenn sie trocken im ersten Grad eingeteilt ist.
- Die kombinierte Zubereitungsvariante wirkt befeuchtender als der Aufguss.

25.4 Rezeptur zur Unterstützung der Hämatogenen Konstitution

Bei der Hämatogenen Konstitution steht die Dominanz des Kardinalsaft Blut im Vordergrund mit Tendenz zu erhöhter Irritabilität und zu plethorischen und/oder kongestiven Symptomen.

Rp.				
Crataegi folium cum flos	20.0	Weissdornblatt und – blüte	neutral	trocken 1
Cratagi fructus rump.	20.0	Weissdornfrucht geschrotet	neutral	feucht 1
Millefolii herba	20.0	Schafgarbenkraut	warm 1	trocken 1
Melissae folium	20.0	Melissenblatt	warm 2	trocken 1
Carthami flos	10.0	Färberdistelblüte	warm 1	trocken 1
Liquiritiae radix	10.0	Süssholzwurzel	neutral – warm 1	feucht 1
M.f.spec.				
D.S.: 2–3 mal täglich 1–2 Teelöffel in einer Tasse Wasser kalt ansetzen und bedeckt zum Sieden bringen (nicht kochen) und 5 Minuten ziehen lassen.				

Wirkungsbestimmende Inhaltsstoffe

- Flavonoide, Bitterstoffe, Gerbstoffe, Ätherische Öle, Saponine.

Humorale Wirkung

- Wärmend 1, neutral-trocken 1.
- Kochungsfördernd.
- Stärkt die Erste Kochung / Magenkochung.
- Nährt das Blut.
- Säftebewegend.
- Schärfen über Milz und Leber ausleitend.
- Tonusregulierend.
- Dekongestiv.
- Deplethorisierend.

Temperamenten-, Konstitutionsbezug

- Sanguinisches Temperament, Hämatogene Konstitution.

Moderne Wirkung

- Herzstärkend, gefässmotorikregulierend, blutdruckregulierend, blutflussfördernd, herzrhythmusregulierend, koronardurchblutungsfördernd, antioxidativ, Stresstoleranz erhöhend.

Humorale Indikation

- Schleimig verdicktes Blut, schwarzgallig verdicktes Blut, gelbgallig erhitztes Blut, Brustplethora, Schärfenbelastung des Bluts, Kongestionen, Blutstagnationen, asthenisches oder hypersthenisches Kreislaufsystem.

Moderne Indikation

- Altersherz, funktionelle Herzbeschwerden, Herzrhythmusstörungen, Kreislauflabilität, Bluthochdruck, niedriger Blutdruck, klimakterische Hitzewallungen.

25.5 Rezeptur zur Unterstützung der Anämischen Konstitution

Bei der Anämischen Konstitution kommt es meist durch eine Blutaufbau- aber auch Blutabbaustörung zu den bekannten Anämie Symptomen die trotz wiederholter Eisensubstitution nicht oder nur kurzzeitig vergehen.
Siehe auch Kapitel *Restaurierende Rezepturen* auf Seite 103.

Rp.				
Urticae folium	30.0	Brennesselblatt	warm 2–3	trocken 2–3
Millefolii herba	20.0	Schafgarbenkraut	warm 1	trocken 1
Centaurii herba	15.0	Tausendgüldenkraut	warm 1–2	trocken 2–3
Cnici benedicti herba	15.0	Benediktendistelkraut	warm 1–2	trocken 2
Anisi fructus cont.	10.0	Anisfrucht angestossen	warm 2–3	trocken 3
Carthami flos	10.0	Färberdistelblüten	warm 1	trocken 1
M.f.spec.				
D.S.: 2–3 mal täglich 2 Teelöffel mit einer Tasse siedendem Wasser übergiessen und 10–15 Minuten bedeckt ziehen lassen.				

Wirkungsbestimmende Inhaltsstoffe
- Bitterstoffe, Ätherische Öle, Mineralien, Flavonoide.

Humorale Wirkung
- Wärmend 2, trocknend 2.
- Kochungsfördernd.
- Stärkt die Drei Kochungen: Magenkochung, Leberkochung, Gewebekochung.
- Fördert die Blutbildung.
- Verbessert die Gewebequalität.
- Leitet übermässige Gelbgalle und Schwarzgalle über Nieren, Leber, Gebärmutter und Haut aus.
- Bewegt das Blut.
- Reinigt das Blut von Schärfen.
- Deplethorisierend.
- Sthenisierend.
- Antiskrofulös.

Temperamenten-, Konstitutionsbezug
- Melancholisches Temperament, Phlegmatisches Temperament, Anämische Konstitution, Asthenische Konstitution.

Moderne Wirkung
- Stoffwechselanregend, sekretionsfördernd, verdauungsfördernd, gallenflussfördernd, antidyspeptisch, harntreibend, schweisstreibend, tonisierend, menstruationsfördernd.

Humorale Indikation
- Schwäche der Drei Kochungen; Asthenie, Sanguisschwäche, Bauch- und Beckenplethora, Schärfen im Blut, Skrofulose.

Moderne Indikation
- Chronisch wiederkehrende Anämie, Schwächezustände, schnelle Ermüdbarkeit, Leistungsabfall, Konzentrationsschwierigkeiten, Verdauungsschwäche, blasse Haut mit dunklen Augenringen, ständiges Kältegefühl, Spannungsgefühle im Bauch- und Beckenraum, Verdauungsschwäche.

Kontraindikation
- Schwangerschaft, Stillzeit.

Praxis Tipp
- Die blutaufbauende Wirkung wird durch einen rotweinigen oder rotweinig-wässrigen Aufguss verstärkt!

25.6 Rezeptur zur Unterstützung der Asthenischen Konstitution

Die Asthenische Konstitution ist eine Grundkonstitution ähnlich den 4 Temperamenten. Im Vordergrund steht eine allgemeine, tendentielle Schwäche der Lebenskraft mit daraus resultierenden niedrigen Gewebe- und Psycho-Tonus und erhöhter Empfindsamkeit.

Rp.				
Cnici benedicti herba	25.0	Benediktendistelkraut	warm 1–2	trocken 2
Achilleae moschatae herba	25.0	Yvakraut	warm 2	trocken 1–2
Melissae folium	20.0	Melissenblatt	warm 2	trocken 2
Verbenae herba	20.0	Eisenkraut	warm 1–2	trocken 1
Anisi semen cont.	10.0	Anisfrucht angestossen	warm 2–3	trocken 3
M.f.spec.				
D.S.: 2–3 mal täglich 1–2 Teelöffel mit 1 Tasse heissem Wasser übergiessen und bedeckt 8–12 Minuten ziehen lassen.				

Wirkungsbestimmende Inhaltsstoffe

- Bitterstoffe, Ätherische Öle, Flavonoide.

Humorale Wirkung

- Wärmend 2, trocknend 2.
- Kochungsfördernd.
- Stärkt die Erste Kochung / Magenkochung und Zweite Kochung / Leberkochung.
- Leitet übermässige Schwarzgalle, Gelbgalle und Schärfen über Leber, Milz und Darm aus.
- Deplethorisierend.
- Dekongestiv.
- Tonusregulierend.

Temperamenten-, Konstitutionsbezug

- Melancholisches Temperament, Carbonitrogenoide Konstitution, Asthenische Konstitution, Vegetative-labile Konstitution.

Moderne Wirkung

- Verdauungsfördernd, appetitfördernd, gallenflussfördernd, tonisierend, krampflösend auf die Verdauungsorgane, krampflösend auf den Gebärmutter, menstruationsfördernd, nervenstärkend.

Humorale Indikation

- Asthenie, irritable Schwäche, Dyskrasie und Kakochymie durch Asthenie; Schärfen durchsetztes Blut, Beckenplethora, Bauchplethora, Neigung zu Kongestionen, Kongestive Kopfschmerzen durch Stauungen in den Verdauungsorganen, verstopfte Leber, verstopfte Milz.

Moderne Indikation

- Schwächliche Konstitution, Neurasthenie, Magenschwäche, Magen-Darmkrämpfe, Appetitstörungen, Blockadegefühle im Bauchraum, Dyspepsie, Neigung zu Schwächegefühle, vegetative Dystonie, Hypochondrie, Menstruationskrämpfe, ausbleibende Menstruationsblutung, depressive Verstimmung.

Modifikation

- Yvakraut / Achilleae moschatae herba kann durch Schafgarbenkraut / Millefolii herba ersetzt werden, verliert dadurch aber etwas von der sthenisierenden Wirkung.

Kontraindikation

- Schwangerschaft und Stillzeit.

25.7 Rezeptur zur Unterstützung der Gastrischen Konstitution

Bei der Gastrischen Konstitution ist die Reizschwelle der Oberbauchorgane anlagemässig niedrig. Häufig werden dadurch seelische Konflikte in diesem System ausgetragen.

Rp.				
Melissae folium	30.0	Melissenblatt	warm 2	trocken 1
Millefolii herba	25.0	Schafgarbenkraut	warm 1	trocken 1
Fumariae herba	20.0	Erdrauchkraut	warm 1–2	trocken 2
Foeniculi fructus cont.	15.0	Fenchelfrucht angestossen	warm 3	trocken 1
Liquiritiae radix	10.0	Süssholzwurzel	neutral–1 warm	feucht 1
M.f.spec.				
D.S.: 2–3 mal täglich 1–2 Teelöffel mit 1 Tasse heissem Wasser übergiessen und 10–15 Minuten bedeckt ziehen lassen.				

Wirkungsbestimmende Inhaltsstoffe

- Ätherische Öle, Bitterstoffe, Gerbstoffe, Alkaloide, Saponine, Cumarine, Schleimstoffe, Flavonoide.

Humorale Wirkung

- Wärmend 1-2, trocknend 1.
- Stärkt die Erste Kochung / Magenkochung und Zweite Kochung / Leberkochung.
- Leitet übermässige Schwarzgalle, Gelbgalle und Schärfen über Leber, Milz und Darm aus.
- Zerteilt zähen Schleim.
- Wärmt und öffnet Milz, Magen und Leber und verbessert deren Konsensus.
- Tonusregulierend.

Temperamenten-, Konstitutionsbezug

- Cholerisches Temperament, Melancholisches Temperament, Gastrische Konstitution, Neurogene Konstitution, Asthenische Konstitution, Biliäre Konstitution, Carbonitrogenoide Konstitution, Spasmophile Diathese.

Moderne Wirkung

- Krampflösend, entspannend, mild tonisierend, verdauungsfördernd, magenstärkend, entblähend, gallenflussfördernd, entzündungshemmend.

Humorale Indikation

- Schleimig verstopfte Leber, Milz und Magen; Schwäche der Ersten Kochung / Magenkochung, Zweiten Kochung / Leberkochung; Cholerismus, Melancholismus, Schärfenbelastung, Hypochondrie.

Moderne Indikation

- Verdauungsbeschwerden, Magen-Darm-krämpfe, Gallenwegsdyskinesie, Dyspepsie, Nervosität, nervöse Beschwerden des Verdauungssystems, chronisch wiederkehrende Magenschleimhautentzündungen, vegetative Dystonie, depressive Verstimmung, Neurasthenie, Hypochondrie.

Modifikation

- Erdrauchkraut / Fumariae herba kann durch Gänsefingerkraut / Anserinae herba (kalt 1, trocken 2) ersetzt werden, dadurch wird die Mischung neutral-wärmend 1, trocknend 2.

Praxis Tipp

- Bei stark erhöhter Irritabilität ist ein 1-2 Minutenauszug oft ausreichend.

25.8 Rezeptur zur Unterstützung der Neurogenen Konstitution

Bei der Neurogenen Konstitution liegt eine anlagemässig erhöhte Sensibilität und Irritabilität vor mit meist erhöhter seelischer Empfindsamkeit, die zu nervaler Instabilität mit seelischer Labilität führt. Typisch ist die vergesellschaftete, reizbare Schwäche.

Rp.				
Aurantii fructus pericarpium	30.0	Orangenschale	warm 2	trocken 1
Betonicae herba	20.0	Betonienkraut	warm 1–2	trocken 1–2
Melissae folia	20.0	Melissenblatt	warm 2	trocken 1
Lavandulae flos	20.0	Lavendelblüten	warm 2–3	trocken 2–3
Cinnamomi cortex	10.0	Zimtrinde	warm 3	trocken 2–3
M.f.spec.				
D.S.: 2–3 mal täglich 1–2 Teelöffel mit 1 Tasse heissem Wasser übergiessen und 5–10 Minuten ziehen lassen.				

Wirkungsbestimmende Inhaltsstoffe

- Ätherische Öle, Bitterstoffe, Cumarine, Gerbstoffe, Flavonoide.

Humorale Wirkung

- Wärmend 2, trocknend 2.
- Kochungsfördernd.
- Stärkt die Erste Kochung / Magenkochung und die Zweite Kochung / Leberkochung.
- Leitet übermässige Schwarzgalle und Schärfen über Nieren und Haut aus.
- Wärmt und öffnet die Nerven.
- Fördert den Konsensus von Nerven und Bauchorganen.
- Tonusregulierend.
- Fördert die Spirituskochung.
- Fördert die Spiritusverteilung.
- Antidyskratisch.

Temperamenten-, Konstitutionsbezug

- Melancholisches Temperament, Carbonitrogenoide Konstitution, Asthenische Konstitution, Neurogene Konstitution.

Moderne Wirkung

- Beruhigend, stimmungsaufhellend, nervenstärkend, verdauungsfördernd, krampflösend.

Humorale Indikation

- Asthenie, irritable Schwäche, Spiritusstockungen, verschleimte Leber, Lungen und Gehirn.

Moderne Indikation

- Vegetative Dystonie, nervöse Verdauungsbeschwerden, nervöse Kreislaufbeschwerden, nervöse Atembeschwerden, Beklemmungsgefühle, Hypochondrie, Neigung zu dramatisieren, Prüfungsangst, Stressbeschwerden, Überforderungssituation, Einschlafschwierigkeiten, depressive Verstimmung, überreiztes Nervensystem, psychosomatische Beschwerden.

25.9 Rezeptur zur Unterstützung der Nephrogenen Konstitution

Bei der Nephrogenen Konstitution steht eine anlagemässig verminderte Ausscheidungstätigkeit der Nieren (= kalte Nieren) im Vordergrund mit daraus erfolgender Zurückhaltung eliminationspflichtiger Stoffe die als Schärfen im Organismus auffallen.

Rp.				
Solidaginis virgaureae herba	50.0	Goldrutenkraut	warm 1	trocken 2
Millefolii flos	20.0	Schafgarbenblüte	warm 1–2	trocken 1
Geranii robertiani herba	15.0	Storchenschnabelkraut	warm 1	trocken 1
Calami rhizoma	15.0	Kalmuswurzelstock	warm 2–3	trocken 3
M.f.spec.				
D.S.: 2–3 mal täglich 1 Teelöffel mit 1 Tasse kochendem Wasser übergiessen und 10 Minuten bedeckt ziehen lassen.				

Wirkungsbestimmende Inhaltsstoffe

- Ätherische Öle, Bitterstofffe, Gerbstoffe, Schleimstoffe, Phenolglycoside, Saponine, Flavonoide.

Humorale Wirkung

- Wärmend 1–2, trocknend 2.
- Kochungsfördernd.
- Stärkt die Erste Kochung / Magenkochung.
- Leitet übermässige Gelbgalle, Schwarzgalle, Schleim und Schärfen über Leber, Milz und Nieren aus.
- Fördert den Konsensus von Leber und Nieren.
- Mild sthenisierend.

Temperamenten-, Konstitutionsbezug

- Nephrogene Konstitution, Katarrhalisch-rheumatische Konstitution, Azide Diathese.

Moderne Wirkung

- Harntreibend, entzündungshemmend, antioxidativ, entsäuernd, nierenfunktionsstärkend, lymphflussfördernd, antirheumatisch, sekretionsfördernd, leicht gallenflussfördernd, verdauungsfördernd, zusammenziehend, schleimhautschützend.

Humorale Indikation

- Kalte, verschleimte Nieren, kalter Magen, renale Gastritis, Rheumatismus, Schärfenbelastung.

Moderne Indikation

- Nierenfunktionsschwäche, Harnwegsentzündungen, Magen-, Darmschleimhautentzündungen infolge Nierenfunktionsschwäche; Nierengriess, Ödeme, Gicht, chronische Ekzeme, rheumatische Erkrankungen, Arthritis.

Kontraindikation

- Keine Durchspülungstherapie bei Ödemen infolge insuffizienter Herz- oder Nierenleistung.
- Obstipation.

25.10 Rezeptur zur Unterstützung der Katarrhalisch-rheumatischen Konstitution

Bei der Katarrhalisch-rheumatischen Konstitution stellt die durch Schwäche der Kochungskraft bedingte Anlage zu Schärfenbildung die Grundlage. Gleichzeitige, insuffiziente Eliminationsfunktionen führen zu kompensatorischen Ersatzausscheidungen mit Entzündungen (= Schärfenvikariationen). Häufig treten Beschwerden aus dem rheumatischen Formenkreis auf.

Rp.				
Angelicae radix	40.0	Engelwurzwurzel	warm 3	trocken 2–3
Geranii robertiani herba	15.0	Storchenschnabelkraut	warm 1	trocken 1
Violae tricoloris herba	15.0	Stiefmütterchenkraut	warm 2	trocken 2
Ribis nigri folium	15.0	Schwarze Johannisbeerblatt	warm 2	trocken 1–2
Sambuci flos	15.0	Holunderblüte	warm 1–2	trocken 2
M.f.spec.				
D.S.: 2–3 mal täglich 2 Teelöffel mit 1 Tasse kochendem Wasser übergiessen und bedeckt 10–15 Minuten ziehen lassen.				

Wirkungsbestimmende Inhaltsstoffe

- Ätherische Öle, Bitterstoffe, Cumarine, Gerbstoffe, Schleimstoffe, Methylsalicylsäure, Flavonoide.

Humorale Wirkung

- Wärmend 2, trocknend 2.
- Kochungsfördernd.
- Stärkt die Erste Kochung / Magenkochung, Zweite Kochung / Leberkochung.
- Unterstützt die Spirituskochungen und die Spiritusverteilung.
- Leitet übermässigen Schleim, Gelbgalle, Schwarzgalle und Schärfen über Nieren, Haut, Leber und Milz aus.
- Antidyskratisch.
- Antiskrofulös.
- Deplethorisierend.
- Sthenisierend.

Temperamenten-, Konstitutionsbezug

- Katarrhalisch-rheumatische Konstitution, Asthenische Konstitution, Lymphatische Konstitution, Skrofulose.

Moderne Wirkung

- Sekretionsfördernd, schweisstreibend, schleimlösend, gallenflussfördernd, auswurffördernd, lymphflussfördernd, menstruationsfördernd, stärkt den Unterleib von Mann und Frau, tonisierend.

Humorale Indikation

- Phlegmatismus, Asthenie, Beckenplethora, Bauchplethora, Brustplethora, verschleimte Becken-, Bauch-, Brustorgane; Schärfenvikariationen über Haut und Schleimhäute; Säftestau, Schärfen belastetes Blut, Reproduktionschwäche von Mann und Frau.

Moderne Indikation

- Chronische Haut-, Schleimhautentzündungen; Lymphknotenschwellungen, Lungenkatarrh.

Modifikation

- Engelwurzwurzel / Angelicae radix kann durch Kalmuswurzelstock / Calami rhizoma (warm 2–3, trocken 3) ersetzt werden.

Kontraindikation

- Schwangerschaft.
- Magen-, Darmgeschwüre.
- Bei hellhäutigen Menschen ist eine Steigerung der UV-Empfindlichkeit in seltenen Fällen möglich.

25.11 Rezeptur zur Unterstützung der Vegetativ-labilen Konstitution

Bei der Vegetativ-labilen Konstitution befindet sich anlagemässig das neuroendokrine System in Asthenie. Typische Symptome sind allgemein herabgesetzter Antrieb mit unterschiedlichen Symptomen die auf Insuffizienz der jeweilig betroffenen Hormondrüsen hinweisen.

Rp.				
Millefolii herba	25.0	Schafgarbenkraut	warm 1	trocken 1
Calami rhizoma	20.0	Kalmuswurzelstock	warm 2–3	trocken 2
Damiana folium	20.0	Damianablatt	warm 2	trocken 1–2
Cinnamomi cortex	20.0	Zimtrinde	warm 3	trocken 2–3
Verbenae citriodorae folium	10.0	Verbenenblatt	warm 1–2	trocken 1
M.f.spec.				
D.S.: 2–3 mal täglich 2 Teelöffel mit 1 Tasse heissem Wasser übergiessen und bedeckt 10–15 Minuten ziehen lassen.				

Wirkungsbestimmende Inhaltsstoffe
- Ätherische Öle, Bitterstoffe, Cumarine, Flavonoide.

Humorale Wirkung
- Wärmend 2, trocknend 1–2.
- Kochungsfördernd.
- Stärkt die Erste Kochung / Magenkochung und die Zweite Kochung / Leberkochung.
- Optimiert die edelste Gewebekochung (Keimzellenbildung).
- Leitet übermässige Gelbgalle, Schwarzgalle, Schleim und Schärfen aus.
- Fördert die Spiritusverteilung.
- Sthenisierend.
- Deplethorisierend.

Temperamenten-, Konstitutionsbezug
- Phlegmatisches Temperament, Melancholisches Temperament, Asthenische Konstitution, Vegetativ labile Konstitution.

Moderne Wirkung
- Verdauungsfördernd, appetitfördernd, gallenflussfördernd, krampflösend, menstruationsfördernd, regulierend auf das Hypothalamus-Hypophysen-Gonadensystem, sekretionsfördernd, nervenstärkend, beruhigend.

Humorale Indikation
- Irritable Schwäche, Asthenie, kalter Magen, kalte Leber, verschleimte Geschlechtsdrüsen, blockierter Spiritus naturalis / Leberspiritus, Dyskrasie und Kakochymie durch Asthenie.

Moderne Indikation
- Verdauungsschwäche, Dyspepsie, Neurasthenie, nervöse Bauchbeschwerden, unerfüllter Kinderwunsch, insuffiziente Keimzellen, Libidoschwäche, Leistungsschwäche, Kreislaufregulationsstörungen, vegetative Dystonie, Hypochondrie, ständige Kältegefühle, Menstruationskrämpfe, ausbleibende Menstruationsblutung, depressive Verstimmung, Klimakterische Beschwerden von Mann und Frau.

Kontraindikation
- Schwangerschaft und Stillzeit.

25.12 Rezeptur zur Unterstützung der Plethorischen Konstitution

Bei der Plethorischen Konstitution besteht einerseits die Neigung vermehrt Blut zu bilden, das zu einem Volumenüberschuss des gesamten Systems führt (Plethora vera) oder eine Atonie des Venensystems mit Blutabflussstörungen einzelner Organsysteme (Plethora localia). In beiden Fällen kommt es zu Blutstagnationen. Im ersteren Fall systemisch, im zweiten Fall regional.

Rp.				
Millefolii herba	30.0	Schafgarbenkraut	warm 1	trocken 1
Meliloti herba	30.0	Steinkleekraut	warm 1	neutral
Aesculi flos	20.0	Rosskastanienblüte	warm 1–2	trocken 1–2
Arnicae flos	10.0	Arnikablüte	warm 2	trocken 2
Carthami flos	10.0	Färberdistelblüte	warm 1	trocken 1
M.f.spec.				
D.S.: 2–3 mal täglich 2 Teelöffel mit 1 Tasse kochendem Wasser übergiessen und bedeckt 10–15 Minuten ziehen lassen.				

Wirkungsbestimmende Inhaltsstoffe
- Bitterstoffe, Cumarine, Saponine, Ätherische Öle, Flavonoide.

Humorale Wirkung
- Warm 1–2, trocken 1–2.
- Kochungsfördernd.
- Säftebewegend.
- Leitet Schärfen über Leber und Nieren aus.
- Deplethorisierend.
- Sthenisierend.

Temperamenten-, Konstitutionsbezug
- Plethorische Konstitution.

Moderne Wirkung
- Fördert Venen- und Lymphfluss, mikrozirkulationsfördernd, gefässwandstabilisierend.

Humorale Indikation
- Plethorische Zustände: Beckenplethora, Bauchplethora, plethorische Kreislaufbeschwerden, plethorische Kopfschmerzen usw.

Moderne Indikation
- Hämorrhoiden, Krampfadern, Mikrozirkulationsstörungen.

Kontraindikation
- Schwangerschaft, Stillzeit.

25.13 Rezeptur zur Unterstützung der Mesenchymal-hypoplastischen Konstitution

Bei der Mesenchymal-hypoplastischen Konstitution besteht eine defizitäre Kochungs-Anlage im interstitiellen Raum mit Störungen der dort stattfindenden Grundfunktionen. Es besteht die Neigung zu Gewebedegenerationen.

Rp.				
Equiseti herba	100.0	Schachtelhalmkraut	warm 1	trocken 2.
D.S: 1 gehäufter Esslöffel n 3/4 Liter Wasser 15 Minuten bedeckt köcheln, abseihen und für die weitere Nutzung bereitstellen.				

Rp.				
Calami rhizoma	30.0	Kalmuswurzelstock	warm 2–3	trocken 3
Bellidis flos	20.0	Gänseblümchenblüte	warm 1	trocken 1
Sambuci flos	15.0	Holunderblüte	warm 1–2	trocken 2
Galeopsidis herba	25.0	Hohlzahnkraut	warm 1	trocken 1
Primulae flos cum calyce	10.0	Schlüsselblume mit Kelch	warm 1	trocken 1–2
M.f.spec.				
D.S.: 2 mal täglich 1–2 Teelöffel mit einer Tasse heissem Schachtelhalmtee übergiessen und 10–15 Minuten bedeckt ziehen lassen.				

Wirkungsbestimmende Inhaltsstoffe
- Kieselsäure, Saponine, Gerbstoffe, Schleimstoffe, Bitterstoffe, Ätherische Öle, Flavonoide.

Humorale Wirkung
- Wärmend 2, trocknend 1.
- Kochungsfördernd.
- Fördert die Dritte Kochung / Gewebekochung.
- Unterstützt die Hautatmung / perspiratio insensibilis.
- Übermässigen Schleim kochend, bewegend und über Nieren, und Schleimhäute ausleitend.
- Schärfen über Nieren, Leber, Haut ausleitend.
- Säftebewegend.
- Unterstützt die Blutbildung.
- Tonusregulierend.
- Antidyskratisch.

Temperamenten-, Konstitutionsbezug
- Mesenchymal-hypoplastische Konstitution, Nephrogene Konstitution.

Moderne Wirkung
- Bindegewebsstärkend, Bindegewebsresistenz steigernd, sekretionsfördernd, schleimlösend, verdauungsfördernd, harntreibend, antirheumatisch.

Humorale Indikation
- Trockenheit der Gewebe, Schwäche der Zweiten und Dritten Kochung, schwarzgallig und gelbgallig durchsetzter Phlegmatismus, Schärfenbelastung.

Moderne Indikation
- Bindegewebsschwäche, Schwäche des Stützapparates, Neigung zu Organsenkung und Hernien, Infektanfälligkeit, chronische Haut-, Schleimhautentzündungen, chronische Eiterungen, trockene Schleimhäute, rheumatische Erkrankungen, Arthrose, Wundheilungsstörungen, allgemeine Schwächezustände, verzögerte Heilungsprozesse, Bronchiektasen.

25.14 Rezeptur zur Unterstützung der Lymphatisch-hyperplastischen Konstitution

Bei der Lymphatisch-hyperplastischen Konstitution liegt anlagemässig die Neigung zu Bildung kalten Phlegmas vor, das in den lymphatischen Organen stagniert und zu Ersatzausscheidungen und Hyperplasien führt.

Rp.				
Scrophulariae herba	25.0	Knotenbraunwurzkraut	warm 2	trocken 2
Juglandis folium	15.0	Walnussblatt	warm 2	trocken 2
Abrotani herba	30.0	Eberrautenkraut	warm 3	trocken 3
Galii aparini herba	20.0	Klettenlabkraut	warm 1–2	trocken 1
Salviae folium	10.0	Salbeiblatt	warm 1	trocken 1–2
M.f.spec.				
D.S.: 2 x tgl. 1Tl./Tasse als Aufguss, bedeckt 5–10 Min. ziehen lassen.				

Wirkungsbestimmende Inhaltsstoffe

- Gerbstoffe, Ätherische Öle, Iridoid-Glycoside, Flavonoide.

Humorale Wirkung

- Wärmend 2, trocknend 2.
- Stärkt die Erste Kochung / Magenkochung und die Zweite Kochung / Leberkochung.
- Leitet übermässige Schwarzgalle, Schleim und Schärfen über Milz, Leber und Nieren aus.
- Deplethorisierend auf den Bauchraum.
- Tonusregulierend.
- Antidyskratisch.
- Antiskrofulös.
- Ersatzausscheidungen über Haut und Schleimhäute vermindernd.

Temperamenten-, Konstitutionsbezug

- Phlegmatisches Temperament, Lymphatische Konstitution, Lymphatisch-hyperplastische Konstitution, Katarrhalisch-rheumatische Konstitution, Skrofulose, allergische Diathese.

Moderne Wirkung

- Stoffwechselanregend, verdauungsfördernd, gallenflussfördernd, entzündungshemmend, antirheumatisch, lymphflussfördernd, lymphqualitätsverbessernd.

Humorale Indikation

- Schwäche der Ersten Kochung, mangelhafte Chylusbildung, Schärfenvikariationen über innere und äussere Oberflächen, Schärfenbelastung, Schleim- und Flüssigkeitsstauungen, verstopfte Milz, verstopfte Leber, Bauchplethora.

Moderne Indikation

- Rheumatische Erkrankungen, Chronische Hautekzeme, Verdauungsbeschwerden, chronisch wiederkehrende Magen-Darmkrämpfe, chronisch wiederkehrende Schleimhautentzündungen des Verdauungs- und Atemsystems, Chronische Lymphstauungen, Chronische gutartige Schleimhautwucherungen, Nasenpolypen, Darmpolypen, akute und chronische Lymphdrüsenschwellungen / -entzündungen, Milzvergrösserung, Syndrom des durchlässigen Darms, Nahrungsmittelunverträglichkeiten, Allergien.

Kontraindikation

- Schwangerschaft, Stillzeit.

25.15 Rezeptur zur Unterstützung der Lymphatisch-hypoplastischen Konstitution

Bei der Lymphatisch-hypoplastischen Konstitution liegt anlagemässig die Neigung zu kalten Phlegmastagnationen in den lymphatischen Organen vor, die sich behindernd auf die Ernährung der Gewebe auswirkt. Dadurch kommt es zu Leistungsabfall bis hin zu Degeneration der betroffenen Gewebe.

Rp.				
Scrophulariae radix	30.0	Knotenbraunwurzwurzel	warm 2	trocken 2
Calami radix	20.0	Kalmuswurzelstock	warm 2–3	trocken 3
Angelicae radix	20.0	Engelwurzwurzel	warm 3	trocken 2—3
Condurango cortex	20.0	Kondurangorinde	warm 2–3	feucht 2
Liquiritiae radix	10.0	Süssholzwurzel	neutral–warm 1	feucht 1
M.f.spec.				
D.S.: 2 mal täglich 1–2 Teelöffel in 1 Tasse Waser kalt ansetzen, kurz aufkochen und 5 Minuten ziehen lassen oder 6–8 Stunden in kaltem Wasser mazerieren und vor dem Abseihen kurz erwärmen.				

Wirkungsbestimmende Inhaltsstoffe

- Bitterstoffe, Iridoid-Glycoside, Ätherische Öle, Saponine, Flavonoide.

Humorale Wirkung

- Wärmend 2, trocknend 2.
- Stärkt die Erste Kochung / Magen kochung und die Zweite Kochung / Leberkochung.
- Zerteilt und leitet übermässigen Schleim über Schleimhäute und Nieren aus.
- Leitet Schwarzgalle und Schärfen über Leber, Nieren, Milz aus.
- Verbessert den Konsensus von Bauchlymphe und Bauchorganen.
- Deplethorisierend auf den Bauchraum.
- Antidyskratisch.
- Antiskrofulös.
- Sthenisierend.

Temperamenten-, Konstitutionsbezug

- Phlegmatisches Temperament, Lymphatische Konstitution, Lymphatisch-hypoplastische Konstitution, Katarrhalisch-rheumatische Konstitution, Skrofulose, Allergische Diathese.

Moderne Wirkung

- Stoffwechselanregend, verdauungsfördernd, gallenflussfördernd, entzündungshemmend, antirheumatisch, lymphflussfördernd, lymphqualitätsverbessernd.

Humorale Indikation

- Kalter Magen, mangelhafte Chylusbildung, Schärfenvikariationen über Haut und Schleimhäute, Skrofulose, Schleim- und Flüssigkeitsstauungen, verstopfte Milz, verstopfte Leber, Bauchplethora.

Moderne Indikation

- Verdauungsbeschwerden, Dyspepsie, gestaute Bauchlymphe; Schleimhautentzündungen des Verdauungs- und Atemsystems, Entzündungen des Lymphsystems, degenerative Prozesse, depressive Verstimmung, chronische Entzündungen, Gewebeatrophie, Sklerosierungsprozesse.

Kontraindikation

- Schwangerschaft und Stillzeit.
- Erhöhte Photosensibilität ist möglich.

25.16 Rezeptur zur Unterstützung der Hämangiotischen Konstitution

Bei der Hämangiotischen Konstitution besteht ein hypersthenisches Arteriensystem mit Neigung zu Blutkongestionen und Entzündungen. Häufig finden sich Symptome wie Bluthochdruck, anfallsweise Herzpalpitationen, pochende Kopfschmerzen und Hitzegefühle.

Rp.				
Millefolii herba	30.0	Schafgarbenkraut	warm 1	trocken 1
Crataegi folium	20.0	Weissdornblatt	neutral – kalt 1	trocken 1
Bursae pastoris herba	20.0	Hirtentäschelkraut	kalt 1 – 2	trocken 2
Agrimoniae herba	20.0	Odermennigkraut	warm 1	trocken 2
Liquiritiae radix	10.0	Süssholzwurzel	neutral – warm 1	feucht 1
M.f.spec.				
D.S.: 2 – 3 mal täglich 2 Teelöffel mit 1 Tasse kochendem Wasser übergiessen und bedeckt 10 – 15 Minuten ziehen lassen.				

Wirkungsbestimmende Inhaltsstoffe

- Bitterstoffe, Ätherische Öle, Gerbstoffe, Saponine, Flavonoide.

Humorale Wirkung

- Übermässigen Säftefluss stillend.
- Leitet übermässige Gelbgalle, Schwarzgalle und Schärfen über Leber und Milz aus.
- Tonusregulierend.
- Dekongestiv.

Temperamenten-, Konstitutionsbezug

- Hämangiotische Konstitution, Hämorrhagische Diathese.

Moderne Wirkung

- Zusammenziehend, blutstillend, krampflösend.

Humorale Indikation

- Blutandrang (Kongestion) in diverse Organe, hypersthenisches Arteriensystem, übermässiger Säftefluss.

Moderne Indikation

- Wiederkehrendes Nasenbluten, Essentielle Hypertonie, Herzrhyhmusstörungen, anfallsweise Hitzewallungen, Beklemmungsgefühle, Druckgefühle die mit Pulsationen verbunden sind.

25.17 Rezeptur zur Unterstützung der Psorischen Konstitution

Bei der Psorischen Konstitution liegt eine über Generationen weitervererbte Anlage zur Schärfenbildung durch insuffiziente Kochungen vor. Daraus resultieren vikariierende Prozesse auf innere und äussere Oberflächen, die mit allgemeiner Abwehrschwäche einhergehen.Typisch ist die allgemeine Verschlechterung durch Unterdrückung der Hautausschläge.

Rp.				
Violae tricoloris herba	40.0	Stiefmütterchenkraut	warm 2	trocken 2
Galii veri herba	20.0	Echtes Labkraut	warm 2	trocken 2
Ribis nigri folium	20.0	Schwarze Johannisbeerblatt	warm 2	trocken 1–2
Salviae folium	20.0	Salbeiblatt	warm 1	trocken 1–2
M.f.spec.				
D.S.: 2–3 mal täglich 1–2 Teelöffel mit kochendem Wasser übergiessen und 8–15 Minuten bedeckt ziehen lassen.				

Wirkungsbestimmende Inhaltsstoffe

- Iridoidglycoside, Gerbstoffe, Schleimstoffe, Salicin, Cumarine, Ätherische Öle, Flavonoide.

Humorale Wirkung

- Wärmend 2, trocknend 1–2.
- Kochungsfördernd.
- Leitet übermässigen Schleim, Gelbgalle und Schärfen über die Nieren aus.
- Vikariierende Prozesse auf Haut und Schleimhaut vermindernd.
- Antidyskratisch.
- Tonusregulierend.
- Antiskrofulös.

Temperamenten-, Konstitutionsbezug

- Psorische Konstitution, Torpide Skrofulose, Teilaspekte des Lymphatismus, Katarrhalisch-rheumatische Konstitution.

Moderne Wirkung

- Entzündungshemmend, Hautstoffwechsel verbessernd, juckreizlindernd, harntreibend, entsäuernd, stoffwechselanregend, antirheumatisch.

Humorale Indikation

- Phlegmatismus, Schärfenbelastung, Schärfenvikariationen über Haut und Schleimhäute.

Moderne Indikation

- Akute und chronische Hautekzeme, Akne, Neurodermitis, Psoriasis, rheumatische Erkrankungen; unterstützend bei Allergien.

25.18 Rezeptur bei Exsudativer Diathese

Bei der Exsudativen Diathese liegt eine durch Kochungsschwäche bedingte Schärfenbildung mit daraus resultierender erhöhten Irritabilität der Oberflächenorgane vor. Typische Manifestationen sind Sekretionssteigerung der Haut, Schleimhäute und serösen Häute. Dabei reichen bereits geringste innere oder äussere Reize zu Symptomauslösung.

Rp.				
Sarsaparillae radix	30.0	Sarsaparillawurzel	warm 2	trocken 2
Ribis nigri folium	25.0	Schwarze Johannisbeerblatt	warm 2	trocken 1–2
Geranii robertiani herba	15.0	Storchenschnabelkraut	warm 1	trocken 1
Violae tricoloris herba	20.0	Stiefmütterchenkraut	warm 2	trocken 2
Urticae folium	10.0	Brennesselblatt	warm 2–3	trocken 2–3
M.f.spec.				
D.S.: 2 mal täglich 1–2 Teelöffel in einer Tasse Wasser 10–12 Stunden kalt ausziehen, abseihen, kurz erwärmen (nicht kochen) oder 2 mal täglich 1–2 Teelöffel mit einer Tasse kochendem Wasser übergiessen, 15 Minuten bedeckt ziehen lassen.				

Wirkungsbestimmende Inhaltsstoffe

- Saponine, Gerbstoffe, Flavonoide, Methylsalicylsäure.

Humorale Wirkung

- Wärmend 2, trocknend 2.
- Kochungsfördernd.
- Leitet übermässigen Schleim und Schärfen über die Nieren aus.
- Zerteilt zähen Schleim.
- Antidyskratisch.
- Tonusregulierend.
- Antiskrofulös.

Temperamenten-, Konstitutionsbezug

- Phlegmatisches Temperament, Lymphatische Konstitution, Katarrhalisch-rheumatische Konstitution, Skrofulose, Nephrogene Konstitution.

Moderne Wirkung

- Stoffwechselanregend, Hautstoffwechsel regulierend, entzündungshemmend, harntreibend, entsäuernd, antirheumatisch.

Humorale Indikation

- Schärfen, Schärfendurchsetzter Phlegmatismus, Schärfenvikariationen auf innere und äussere Oberflächen.

Moderne Indikation

- Chronische Hautekzeme, Nesselsucht, wiederkehrende Gelenkschwellungen, Haut- und Schleimhautschwellungen, angioneurotisches Ödem, übersensible Nasenschleimhaut, überreagible Darmschleimhaut, auffällig wechselhafte Symptome, Juckreiz, rheumatische Erkrankungen.

Kontraindikation

- Schwangerschaft, Stillzeit.
- Niereninsuffizienz.

25.19 Rezeptur bei Spastischer Diathese

Bei der Spastischen Diathese liegt eine erhöhte Irritablität mit daraus resultierender Erhöhung des Gewebe- und Psychotonus vor. Sehr oft ist eine erhöhte Krampfbereitschaft der Muskulatur zu beobachten, die sich in unterschiedlichen Organsystemen manifestieren kann.

Rp.				
Anserinae herba	25.0	Gänsefingerkraut	kalt 1	trocken 2
Melissae folium	25.0	Melissenblatt	warm 2	trocken 1
Millefolii herba	25.0	Schafgarbenkraut	warm 1	trocken 1
Lavandulae flos	25.0	Lavendelblüte	warm 2–3	trocken 2–3
M.f.spec.				
D.S.: 2–3 mal täglich 1–2 Teelöffel mit einer Tasse heissem Wasser übergiessen und bedeckt 10–15 Minuten ziehen lassen.				

Wirkungsbestimmende Inhaltsstoffe
- Gerbstoffe, Ätherische Öle, Flavonoide.

Humorale Wirkung
- Wärmend 1–2, trocknend 1–2.
- Kochungsfördernd.
- Leitet Gelbgalle, Schwarzgalle und Schärfen über die Leber aus.
- Tonusregulierend.

Temperamenten-, Konstitutionsbezug
- Cholerisches Temperament, Melancholisches Temperament, Biliäre Konstitution, Carbonitrogenoide Konstitution, Spastische Diathese.

Moderne Wirkung
- Krampflösend, verdauungsfördernd, magenstärkend, leicht beruhigend, nervenstärkend, entzündungshemmend.

Humorale Indikation
- Cholerismus, Melancholismus, Hypochondrismus, allgemein erhöhte Irritabilität.

Moderne Indikation
- Krampfneigung, Menstruationskrämpfe, Magen-Darmkrämpfe, Gallenwegskrämpfe, nervöse Spannungszustände.

25.20 Rezeptur bei Skrofulose

Bei der Skrofulose liegt eine Schwäche der Ersten Kochung / Magenkochung mit unvollständig gereifter Chylusbildung vor, die zu Schärfen führt. Diese phlegmatischen Schärfen sind von aggressiver gelb- und / oder schwarzgalliger Qualität.

Rp.				
Calami rhizoma	20.0	Kalmuswurzel	warm 2–3	trocken 3
Juglandis folium	20.0	Walnussblatt	warm 2	trocken 2
Geranii robertiani	20.0	Storchenschnabelkraut	warm 1	trocken 1
Salviae folia	20.0	Salbeiblatt	warm 1	trocken 1–2
Liquiritiae radix	10.0	Süssholzwurzel	warm 1	feucht 1
M.f.spec.				
D.S.: 2–3 mal täglich 1–2 Teelöffel mit einer Tasse kochendem Wasser übergiessen und 5–10 Minuten bedeckt ziehen lassen.				

Wirkungsbestimmende Inhaltsstoffe
- Gerbstoffe, Bitterstoffe, Ätherische Öle, Saponine, Flavonoide.

Humorale Wirkung
- Wärmend 2, trocknend 2.
- Stärkt die Erste Kochung / Magenkochung, Zweite Kochung / Leberkochung.
- Verbessert Chymus- und Chylusbildung.
- Regt den Chylusfluss an.
- Wärmt und öffnet die Milz.
- Schärfen über die Milz ausleitend.
- Deplethorisierend.
- Antidyskratisch.
- Sthenisierend.

Temperamenten-, Konstitutionsbezug
- Phlegmatisches Temperament, Lymphatische Konstitution (hypo- und hyperplastisch), Katarrhalisch-rheumatische Konstitution, Skrofulose, Exsudative Diathese.

Moderne Wirkung
- Verdauungsfördernd, entzündungshemmend, krampflösend, Bakterienhemmend, tonisierend, gallenflussfördernd, stoffwechselanregend, zusammenziehend, lymphflussfördernd.

Humorale Indikation
- Allgemeine Kochungsschwäche, kalter Magen, mangelhafte Chylusbildung, Phlegmatismus, Bauch- und Beckenplethora, Schärfenbelastung, Schleimstauungen, Schärfenvikariationen auf innere und äussere Oberflächen, Rheumatismus.

Moderne Indikation
- Dyspepsie, Appetitlosigkeit, Lymphdrüsenschwellungen, akute und chronische Lymphdrüsenentzündungen, Lymphstauungen, Milzschwellung, chronische Haut- und Schleimhautentzündungen, Syndrom des durchlässigen Darms, chronische Müdigkeit.

Kontraindikation
- Schwangerschaft, Stillzeit.

Praxis Tipp
- Bei irritierter Magen-Darmschleimhaut ist ein Kaltwasserauszug dem Aufguss vorzuziehen.

25.21 Rezeptur zur Behandlung der Erethischen Skrofulose

Bei der Erethischen Skrofulose liegt eine Schwäche der chylusbildenden Funktion der Ersten Kochung / Magenkochung vor. Nachfolgend kommt es zu Schärfenbildung mit tendentiell überschiessendem Reaktionsmuster.

Rp.				
Millefolii herba	25.0	Schafgarbenkraut	warm 1	trocken 1–2
Abrotani herba	25.0	Eberrautenkraut	warm 3	trocken 3
Lavandulae flos	25.0	Lavendelblüte	warm 2–3	trocken 2–3
Origani herba	25.0	Oreganokraut	warm 3	trocken 3
M.f.spec.				
D.S.: 2–3 mal täglich 1–2 Teelöffel mit einer Tasse kochendem Wasser übergiessen und 5–10 Minuten bedeckt ziehen lassen.				

Wirkungsbestimmende Inhaltsstoffe

- Gerbstoffe, Bitterstoffe, Ätherische Öle, Cumarine, Flavonoide.

Humorale Wirkung

- Wärmend 2, trocknend 2.
- Stärkt die Erste Kochung / Magenkochung, Zweite Kochung / Leberkochung.
- Verbessert Chymus- und Chylusbildung.
- Leitet übermässigen Schleim, Schwarzgalle, Gelbgalle und Schärfen über Leber, Nieren und Gebärmutter aus.
- Fördert die Spiritusverteilung.
- Deplethorisierend.
- Antidyskratisch.
- Tonusregulierend.

Temperamenten-, Konstitutionsbezug

- Phlegmatisches Temperament, Lymphatische Konstitution (hypo- und hyperplastisch), Katarrhalisch-rheumatische Konstitution, Erethische Skrofulose, Exsudative Diathese.

Moderne Wirkung

- Verdauungsfördernd, entzündungshemmend, krampflösend, bakterienhemmend, tonisierend, gallenflussfördernd, stoffwechselanregend, menstruationsfördernd.

Humorale Indikation

- Allgemeine Kochungsschwäche, kalt verschleimter Magen, mangelhafte Chylusbildung, Phlegmatismus, Bauch- und Beckenplethora, Schärfenbelastung, erhöhte Irritabilität, irritable Schwäche.

Moderne Indikation

- Dyspepsie, Appetitlosigkeit, Neurasthenie, Neigung zu Krämpfen, Krämpfe in Bauch- und Beckenbereich, Nervöse Störungen, schnelle Ermüdbarkeit, vegetative Dystonie, Reizblase, Reizdarm, Reizmagen, Reizhusten.

Kontraindikation

- Schwangerschaft, Stillzeit.

25.22 Rezeptur zur Behandlung der Torpiden Skrofulose

Bei der Torpiden Skrofulose liegt eine Schwäche der chylusbildenden Funktion der Ersten Kochung / Magenkochung vor. Nachfolgend kommt es zu Schärfenbildung mit tendentiell trägem Reaktionsmuster.

Rp.				
Calami rhizoma	25.0	Kalmuswurzelstock	warm 2–3	trocken 3
Cinnamomi cortex	20.0	Zimtrinde	warm 3	trocken 2–3
Menyanthidis folium	15.0	Fieberkleeblatt	warm 2	trocken 2
Scrophulariae herba	25.0	Braunwurzkraut	warm 2	trocken 2
Geranii robertiani herba	15.0	Storchenschnabelkraut	warm 1	trocken 1
M.f.spec.				
D.S.: 2–3 mal täglich 1–2 Teelöffel mit einer Tasse kochendem Wasser übergiessen und 8–10 Minuten bedeckt ziehen lassen.				

Wirkungsbestimmende Inhaltsstoffe

- Gerbstoffe, Bitterstoffe, Ätherische Öle, Cumarine, Flavonoide.

Humorale Wirkung

- Wärmend 2, trocknend 2.
- Stärkt die Erste Kochung / Magenkochung, Zweite Kochung / Leberkochung.
- Verbessert Chymus- und Chylusbildung.
- Fördert den Chylusfluss.
- Unterstützt den Spiritus naturalis / Leber-Spiritus.
- Leitet skrofulöse Schärfen über Milz, Leber und Nieren aus.
- Deplethorisierend.
- Antidyskratisch.
- Sthenisierend.

Temperamenten-, Konstitutionsbezug

- Phlegmatisches Temperament, Lymphatische Konstitution (hypo- und hyperplastisch), Katarrhalisch-rheumatische Konstitution, Torpide Skrofulose, Exsudative Diathese.

Moderne Wirkung

- Verdauungsfördernd, entzündungshemmend, krampflösend, bakterienhemmend, tonisierend, gallenflussfördernd, stoffwechselanregend, zusammenziehend, lymphflussfördernd.

Humorale Indikation

- Allgemeine Kochungsschwäche, kalt verschleimter Magen, mangelhafte Chylusbildung, Phlegmatismus, Bauch- und Beckenplethora, Schärfenbelastung, Schleimstauungen, Schärfenvikariationen auf innere und äussere Oberflächen, Rheumatismus.

Moderne Indikation

- Dyspepsie, Appetitlosigkeit, Hyperplasie der Schleimhäute, Nasenpolypen, Lymphdrüsenschwellungen, akute und chronische Lymphdrüsenentzündungen, Lymphstauungen, Milzschwellung, chronische Haut- und Schleimhautentzündungen, Syndrom des durchlässigen Darms, chronische Müdigkeit.

Kontraindikation

- Schwangerschaft, Stillzeit.

26 Rezepturen zur Stärkung der Organe

26.1 Rezeptur zur Stärkung des Magens

Rp.				
Calami rhizoma	30.0	Kalmuswurzelstock	warm 2–3	trocken 3
Pimpinellae radix	20.0	Bibernellwurzel	warm 2–3	trocken 2–3
Foeniculi fructus	15.0	Fenchelfrucht	warm 3	trocken 1
Carvi fructus	15.0	Kümmelfrucht	warm 3	trocken 2
Malvae flos	10.0	Malvenblüte	neutral	feucht 1–2
Liquiritiae radix	10.0	Süssholzwurzel	neutral–warm 1	feucht 1
M.f.spec.				
D.S.: 2–3 mal täglich 1–2 Teelöffel anstossen und in 1 Tasse kaltem Wasser mindestens 4 Stunden mazerieren, kurz aufwärmen (nicht kochen) und 5 Minuten ziehen lassen.				

Wirkungsbestimmende Inhaltsstoffe

- Bitterstoffe, Ätherische Öle, Schleimstoffe, Saponine.

Humorale Wirkung

- Wärmend 2, trocknend 2.
- Stärkt die Erste Kochung / Magenkochung und Zweite Kochung / Leberkochung.
- Wärmt und öffnet Magen, Milz, Leber, Darm und Lungen.
- Zerteilt zähen Schleim.
- Leitet übermässige Gelbgalle, Schwarzgalle, Schleim und Schärfen über Milz, Leber, Darm und Haut / Schleimhaut aus.
- Deplethorisierend.
- Fördert die Spiritusverteilung.
- Antiskrofulös.
- Sthenisierend.

Temperamenten-, Konstitutionsbezug

- Phlegmatisches Temperament, Melancholisches Temperament, Cholerisches Temperament, Lymphatische Konstitution, Carbonitrogenoide Konstitution, Biliäre Konstitution, Asthenische Konstitution, Gastrische Konstitution, Exsudative Diathese, Skrofulose.

Moderne Wirkung

- Verdauungsfördernd, entblähend, gallenflussfördernd, krampflösend, schleimlösend, entzündungshemmend, tonisierend, lymphbewegend.

Humorale Indikation

- Phlegmatismus, kalter Magen; verstopfte Leber, verstopfte Milz, verstopfter Darm, verschleimte Lungen, Bauchplethora, Schärfenvikariationen über Haut und Schleimhäute.

Moderne Indikation

- Verdauungsbeschwerden, Magenentzündung, Hypoazider Magen, Dyspepsie, Reizmagen, Reizdarm, Obstipation, chronische Bronchitis, chronische Hautekzeme, wiederkehrende Schleimhautentzündungen.

26.2 Rezeptur zur Stärkung der Leber

Rp.				
Cynarae folium	50.0	Artischockenblatt	warm 2	trocken 2
Agrimoniae herba	15.0	Odermennigkraut	warm 1	trocken 2
Absinthii herba	15.0	Wermutkraut	warm 2	trocken 3
Foeniculi fructus cont.	10.0	Fenchelfrucht angestossen	warm 2–3	trocken 1
Liquiritiae radix	10.0	Süssholzwurzel	warm 1	feucht 1
M.f.spec.				
D.S.: 2–3 mal täglich 1 Teelöffel mit 1 Tasse kochendem Waser aufgiessen, bedeckt 10 Minuten ziehen lassen.				

Wirkungsbestimmende Inhaltsstoffe
- Bitterstoffe, Flavonoide, Gerbstoffe, Saponine.

Humorale Wirkung
- Wärmend 2, trocknend 2.
- Stärkt die Erste Kochung / Magenkochung und Zweite Kochung / Leberkochung.
- Wärmt und öffnet Leber, Magen, Milz und fördert ihren Konsensus.
- Leitet übermässige Gelbgalle, Schwarzgalle und Schärfen aus.
- Sthenisierend.

Temperamenten-, Konstitutionsbezug
- Cholerisches Temperament, Melancholisches Temperament, Phlegmatisches Temperament, Biliäre Konstitution, Carbonitrogenoide Konstitution, Lymphatische Konstitution, Asthenische Konstitution.

Moderne Wirkung
- Leberprotektiv, stoffwechselanregend, fettstoffwechselregulierend, appetitanregend, verdauungsfördernd, gallenflussfördernd, blähungswidrig.

Humorale Indikation
- Verstopfte Leber, verschleimte Leber, verstopfte Milz, verschleimte Milz, kalter Magen, kalte Leber, Cholerismus, Melancholismus, Schwäche der Ersten Kochung / Magenkochung, Zweiten Kochung / Leberkochung.

Moderne Indikation
- Stoffwechselschwäche, Verdauungsschwäche, Blähungen, Völlegefühl, Druckgefühle hinter dem rechten Rippenbogen, Fettleber, chronische Lebererkrankungen, vorbeugend gegen Gallensteinrezidive, Dyspepsie, Appetitlosigkeit, Hypoacidität des Magens.

Kontraindikation
- Schwangerschaft, Stillzeit.
- Gallenwegsverschluss.

26.3 Rezeptur zur Stärkung der Milz

Rp.				
Fumariae herba	45.0	Erdrauchkraut	warm 1–2	trocken 2
Zingiber rhizoma	20.0	Ingwerwurzelstock	warm 2	trocken 2
Caryophylli flos	15.0	Gewürznelke	warm 3	trocken 2
Foeniculi fructus cont.	10.0	Fenchelfrucht angestossen	warm 3	trocken 1
Liquiritiae rad.	10.0	Süssholzwurzel	warm 1	feucht 1
M.f.spec.				
D.S.: 2 mal täglich 1–2 Teelöffel anstossen und mit 1 Tasse kochendem Wasser übergiessen und 10 Minuten bedeckt ziehen lassen.				

Wirkungsbestimmende Inhaltsstoffe

- Bitterstoffe, Ätherische Öle, Saponine, Alkaloide, Flavonoide.

Humorale Wirkung

- Wärmend 2, trocknend 1–2.
- Erste Kochung / Magenkochung stärkend.
- Wärmt und öffnet Milz und Leber.
- Leitet übermässige Schwarzgalle, Gelbgalle und Schleim über Milz und Leber aus.
- Sthenisierend.

Temperamenten-, Konstitutionsbezug

- Melancholisches Temperament, Phlegmatisches Temperament, Carbonitrogenoide Konstitution, Lymphatische Konstitution, Asthenische Konstitution.

Moderne Wirkung

- Verdauungsfördernd, gallenflussfördernd, krampflösend auf Verdauungsorgane, abwehrstärkend, stoffwechselanregend.

Humorale Indikation

- Kälte der Oberbauchorgane, verstopfte Milz, verstopfte Leber, Phlegmatismus, Melancholismus, linksseitiges Seitenstechen, Hautkrankheiten durch Kälte.

Moderne Indikation

- Oberbauchbeschwerden, Menstruationsbeschwerden, Migräne, Psychische Spannungszustände.

Kontraindikation

- Schwangerschaft und Stillzeit.

Praxis Tipp

- Bei starker Trockenheit die Auszugsdauer auf 2 Minuten beschränken.

26.4 Rezeptur zur Herzstärkung

Rp.				
Crataegi folium	20.0	Weissdornblatt	warm 1	trocken 1–2
Crataegi flos	20.0	Weissdornblüte	warm 1	trocken 1–2
Crataegi fructus	20.0	Weissdornfrucht	warm 1	trocken 1–2
Melissae folium	15.0	Melissenblatt	warm 2	trocken 1
Leonuri herba	15.0	Herzgespannkraut	warm 2	trocken 2–3
Carthami flos	10.0	Färberdistelblüte	warm 1–2	trocken 1
M.f.spec.				
D.S.: 2 Teelöffel mit 1 Tasse kochendem Wasser aufgiessen und bedeckt 15–20 Min. ziehen lassen.				

Wirkungsbestimmende Inhaltsstoffe

- Flavonoide, Procyanidine, Ätherische Öle.

Humorale Wirkung

- Wärmend 1, trocknend 1–2.
- Wärmt und öffnet das Herz und die Gefässe.
- Stärkt die Erste Kochung / Magenkochung und die Zweite Kochung / Leberkochung.
- Ernährt Blut und fördert den Fluss des Blutes.
- Mildert hitzige Schärfen im Blut.
- Tonusregulierend.

Temperamenten-, Konstitutionsbezug

- Sanguinisches Temperament, Cholerisches Temperament, Melancholisches Temperament, Phlegmatisches Temperament, Biliäre Konstitution, Carbonitrogenoide Konstitution, Lymphatische Konstitution, Hämatogene Konstitution, Anämische Konstitution, Asthenische Konstitution.

Moderne Wirkung

- Herzstärkend, verbessert die Schlagkraft des Herzmuskels, herzkranzgefässerweiternd, verbessert die Durchblutung des Herzmuskels, herzrhythmusregulierend, blutdruckregulierend, herzschützend, gefässwandschützend, antiarteriosklerotisch, antioxidativ, durchblutungsfördernd, verbessert den Herzstoffwechsel, erhöht die Toleranz des Herzmuskels gegenüber Sauerstoffmangel, hemmt übermässige Blutplättchenaggregation.

Humorale Indikation

- Herzschwäche, Blutschwäche, Bluthitze, verschleimtes Blut.

Moderne Indikation

- Erkrankungen des Herzens, Herzmuskelschwäche, Angina pectoris, leichte Herzrhythmusstörungen, niedriger Blutdruck, erhöhter Blutdruck, Arteriosklerose; zur Vorbeugung von Gefahren die von Arteriosklerose und erhöhten Blutfettwerten ausgehen.

26.5 Rezeptur zur Unterstützung der Gehirnleistung

Rp.				
Basilici herba		Basilikumkraut	warm 2	feucht 1
Calami rhizoma		Kalmuswurzelstock	warm 1–2	trocken 1–2
Rosmarini folium		Rosmarinblatt	warm 2–3	trocken 2
Lavandulae flos		Lavendelblüte	warm 2–3	trocken 2–3
Cinnamomi cortex	aa ad 100.0	Zimtrinde	warm 3	trocken 2–3
M.f.spec.				
D.S.: 2–3 mal täglich 2 Teelöffel mit 1 Tasse siedendem Wasser übergiessen und bedeckt 10 Minuten ziehen lassen.				

Wirkungsbestimmende Inhaltsstoffe
- Ätherische Öle, Bitterstoffe, Schleimstoffe, Cumarine, Gerbstoffe, Flavonoide.

Humorale Wirkung
- Wärmend 2, trocknend 1–2.
- Stärkt die Erste Kochung / Magenkochung und Zweite Kochung / Leberkochung.
- Leitet übermässige Schwarzgalle, Gelbgalle, Schleim und Schärfen über Leber, Milz, Nieren und Haut / Schleimhaut aus.
- Wärmt und öffnet Leber, Magen, Milz, Gebärmutter.
- Wärmt und öffnet das Gehirn und die Nerven.
- Fördert die Spiritusverteilung.
- Sthenisierend.

Temperamenten-, Konstitutionsbezug
- Melancholisches Temperament, Phlegmatisches Temperament, Carbonitrogenoide Konstitution, Lymphatische Konstitution, Asthenische Konstitution.

Moderne Wirkung
- Verdauungsfördernd, stoffwechselanregend, fördert den Gehirnstoffwechsel, konzentrationsfördernd, menstruationsfördernd, krampflösend.

Humorale Indikation
- Phlegmatismus, Melancholismus, kalt verschleimte Bauch- und Beckenorgane, verschleimtes Gehirn, verstopfte Nerven, blockierter Spiritus animalis / Gehirnspiritus

Moderne Indikation
- Verdauungsbeschwerden, Dyspepsie, Konzentrationsschwäche, Aufmerksamkeitsdefizit, chronisch dumpfe Kopfschmerzen.

Kontraindikation
- Schwangerschaft.

26.6 Rezeptur zur Stärkung der Lungen

Besonders geeignet, den substantiellen Anteil der Lungen zu stärken und die Transitstrecke zwischen Kapillaren und Gewebezellen durchgängig zu halten.

Rp.				
Galeobsidis herba		Hohlzahnkraut	warm 1	neutral
Pulmonariae herba		Lungenkraut	neutral	feucht 1
Plantaginis lanc. folium		Spitzwegerichblatt	kalt 2	feucht 1
Marrubii herba	aa ad 100.0	Andornkraut	warm 2	trocken 3
M.f.spec.				
D.S.: 2–3 mal täglich 1–2 Teelöffel mit 1 Tasse kochendem Wasser übergiessen und 10–15 Minuten bedeckt ziehen lassen oder im selben Mengenverhältnis kalt mindestens 4 Stunden ausziehen, zum Sieden bringen und 5 Minuten ziehen lassen.				

Wirkungsbestimmende Inhaltsstoffe

- Kieselsäure und andere Mineralien, Gerbstoffe, Iridoide, Flavonoide, Schleimstoffe, Bitterstoffe.

Humorale Wirkung

- Wärmend 1, neutral-trocknend 1.
- Kochungsfördernd.
- Stärkt die Erste Kochung / Magenkochung
- Fördert die Dritte Kochung / Gewebekochung in den Lungen.
- Löst zähen Schleim in den Lungen.
- Mildert Schärfen in den Lungen.
- Tonusregulierend auf die Schleimhäute der Lungen.
- Antiskrofulös.

Temperamenten-, Konstitutionsbezug

- Lymphatische Konstitution (sowohl hyperplastisch wie auch hypoplastisch), Mesenchymal-hypoplastische Konstitution, Skrofulose.

Moderne Wirkung

- Entzündungshemmend, bindegewebsstärkend, abwehrstärkend, schleimlösend, auswurffördernd, reizlindernd, fördert die Schleimhautregeneration.

Humorale Indikation

- Verschleimte Lungen, irritable Schwäche der Lungen, Schärfenbelastung der Lungen, Lungenskrofulose, Darmskrofulose.

Moderne Indikation

- Chronische Lungenleiden, chronische Bronchitis, chronisches Asthma, Lungenemphysem, Bronchiektasien, zur Lungenstärkung nach vorangegangener Lungenerkrankung, chronische Magen-Darmschleimhautentzündungen.

Modifikation

- In Form eines Kaltmazerates wird der nutritive und detonisierende Aspekt der Mischung erhöht.

26.7 Rezeptur zur Stärkung der Nieren

Rp.				
Solidaginis virg. herba	40.0	Echtes Goldrutenkraut	warm 1	trocken 2
Orthosiphonis folium	40.0	Orthosiphonblatt	warm 1–2	trocken 1
Millefolii herba	20.0	Schafgarbenkraut	warm 1	trocken 1
M.f.spec.				
D.S.: 1–2 Teelöffel mit einer Tasse kochendem Wasser übergiessen und 10 Minuten ziehen lassen.				

Wirkungsbestimmende Inhaltsstoffe

- Flavonoide, Gerbstoffe, Ätherische Öle, Phenolglycoside.

Humorale Wirkung

- Wärmend 1–2, trocknend 1–2.
- Regt die Restauration des Nierengewebes an.
- Leitet Schleim, beide Gallen und Schärfen über die Nieren aus.
- Reguliert den Tonus der Nieren.
- Tonusregulierend.
- Antidyskratisch.

Temperamenten-, Konstitutionsbezug

- Nephrogene Konstitution, Azide Diathese.

Moderne Wirkung

- Harntreibend, krampflösend auf die harnableitenden Organe, entzündungshemmend, entsäuernd.

Humorale Indikation

- Kalte Nieren, verschleimte Nieren, chronische Ischiasbeschwerden, Schärfenbelastung, Schärfenvikariationen über Haut und Schleimhäute, renale Gastritis.

Moderne Indikation

- Zur Durchspülungstherapie bei beginnenden Harnwegsentzündungen, Nierengriess, Nierensteine, Hyperurikämie, Gicht, Gelenkrheuma, Muskelrheuma, beginnende Schrumpfnieren, Glomerulonephritis, Niereninsuffizienz; unterstützend bei chronischen Hautkrankheiten und bei rheumatischen Erkrankungen.

26.8 Rezeptur zur Regulierung der Gallenblasentätigkeit

Rp.				
Fumariae herba	40.0	Erdrauchkraut	warm 1–2	trocken 2
Melissae folium	25.0	Melissenblatt	warm 2	trocken 1
Anserinae herba	10.0	Gänsefingerkraut	kalt 1	trocken 2
Millefolii herba	10.0	Schafgarbenkraut	warm 1	trocken 1
Matricariae flos	10.0	Kamillenblüte	warm 1–2	trocken 1–2
M.f.spec.				
D.S.: 2–3 mal täglich 1–2 Teelöffel mit einer Tasse heissem Wasser aufgiessen, bedeckt 10 Minuten ziehen lassen.				

Wirkungsbestimmende Inhaltsstoffe

- Bitterstoffe, Alkaloide, Fumarsäure, Ätherische Öle, Gerbstoffe, Flavonoide.

Humorale Wirkung

- Wärmend 1–2, trocknend 1–2.
- Fördert die Erste Kochung / Magenkochung und Zweite Kochung / Leberkochung.
- Leitet Schwarzgalle, Gelbgalle und Schärfen über Leber und Milz aus.
- Zerteilt zähen Schleim.
- Tonusregulierend.
- Antidyskratisch.

Temperamenten-, Konstitutionsbezug

- Melancholisches Temperament, Cholerisches Temperament, Biliäre Konstitution, Carbonitrogenoide Konstitution, Spasmophile Diathese.

Moderne Wirkung

- Stoffwechselanregend, Gallenfluss und Gallenbildung regulierend, krampflösend auf die oberen Bauchorgane, verdauuungsfördernd.

Humorale Indikation

- Cholerismus, Melancholismus, verstopfte Leber und Milz, kalter Magen; Schärfenbelastung, gelb- und schwarzgallig durchsetzter Schleim.

Moderne Indikation

- Stoffwechselschwäche, Leber-Gallenfunktionsstörungen, krampfartige Oberbauchbeschwerden, Milzfunktionsstörungen, Dyspepsie, überlastetes Lymphsystem, Verstopfung durch Gallenflusstörungen, Gallensteine, Gallengriess, Gewebeverschlackung, Kopfschmerzen durch Leber-Galle-Störungen, Psoriasis, chronische Ekzeme, Juckreiz, Hämorrhoiden.

Kontraindikation

- Akute Gallenblasenentzündung.

26.9 Rezeptur zur Stärkung der Gebärmutter

Rp.				
Millefolii herba	40.0	Schafgarbenkraut	warm 1	trocken 1
Alchemillae herba	30.0	Frauenmantelkraut	neutral	trocken 1–2
Origani herba	20.0	Oreganokraut	warm 3	trocken 3
Lamii albi flos	5.0	Taubnesselblüte	warm 1	trocken 1
Rosae flos	5.0	Rosenblüte	neutral	trocken 1
M.f.spec.				
D.S.: 2–3 mal täglich 1–2 Teelöffel mit heissem Wasser übergiessen und bedeckt 10–15 Minuten ziehen lassen.				

Wirkungsbestimmende Inhaltsstoffe

- Ätherische Öle, Bitterstoffe, Gerbstoffe, Schleimstoffe, Flavonoide.

Humorale Wirkung

- Wärmend 1–2, trocknend 1–2.
- Stärkt die Erste Kochung / Magenkochung und Zweite Kochung / Leberkochung.
- Stärkt die Blutplastizität.
- Wärmt und öffnet Gebärmutter und Leber.
- Leitet übermässige Schwarzgalle, Gelbgalle und Schärfen über Leber, Milz, Gebärmutter und Nieren aus.
- Reguliert den Tonus der weiblichen Beckenorgane.
- Deplethorisierend.
- Dekongestiv.

Temperamenten-, Konstitutionsbezug

- Alle Temperamente, Hämangiotische Konstitution, Anämische Konstitution, Mesenchymal-hypoplastische Konstitution.

Moderne Wirkung

- Zusammenziehend, wundheilungsfördernd, entzündungshemmend, krampflösend, reguliert die Hypophysen-Gonaden-Achse der Frau, verdauungsfördernd, gallenflussfördernd, mild tonisierend.

Humorale Indikation

- Atonische Gebärmutter, verschleimte Gebärmutter, kalt verschleimte Gebärmutter, Schärfen durchsetzte Verschleimung der weiblichen Unterleibsorgane, Beckenplethora.

Moderne Indikation

- Menstruationsbeschwerden, ausbleibende Menstruation, Prämenstruelles Syndrom, Gebärmuttermyome, Endometriose, Regeltempoanomalien.

26.10 Rezeptur zur Stärkung der Vaginalschleimhäute

Rp.				
Alchemillae herba	25.0	Frauenmantelkraut	neutral	trocken 1–2
Millefolii herba	20.0	Schafgarbenkraut	warm 1	trocken 1
Polygoni avic. herba	20.0	Vogelknöterichkraut	kalt 2	trocken 2
Glechomae herba	20.0	Gundelrebenkraut	warm 2	trocken 2
Lamii albii flos	15.0	Taubnesselblüte	warm 1	trocken 1
M.f.spec.				
D.S.: 2–3 mal täglich 1–2 Teelöffel mit 1 Tasse siedendem Wasser übergiessen und bedeckt 10 Minuten ziehen lassen.				

Wirkungsbestimmende Inhaltsstoffe
- Gerbstoffe, Flavonoide, Ätherische Öle, Bitterstoffe, Schleimstoffe.

Humorale Wirkung
- Wärmend 1–2, trocknend 1–2.
- Stärkt die Drei Kochungen (Magenkochung, Leberkochung, Gewebekochung).
- Vermindert übermässige Feuchtigkeit.
- Kocht und bewegt Schleim.
- Leitet übermässige Gelbgalle, Schwarzgalle und Schärfen über Leber und Milz aus.
- Fördert die Blutplastizität.
- Sthenisiert den weiblichen Unterleib.

Temperamenten-, Konstitutionsbezug
- Alle Temperamente, Anämische Konstitution.

Moderne Wirkung
- Zusammenziehend, entzündungshemmend, keimhemmend, schleimlösend, gallenflussfördernd, stoffwechselanregend, lymphflussfördernd.

Humorale Indikation
- Verschleimung der weiblichen Geschlechtsorgane, Beckenplethora, Atonie des weiblichen Unterleibs.

Moderne Indikation
- Ausfluss, zur Schleimhautpflege bei wiederkehrenden Vaginalmykosen, wiederkehrende Entzündungen im weiblichen Genitalbereich.

Praxis Tipp
- Diese Mischung lässt sich ebenfalls äusserlich für ein Sitzbad gebrauchen. Dabei werden 2 Esslöffel mit einem Liter Wasser heiss übergossen, 15 Min. ausgezogen und dem Sitz-Bad zugesetzt.

26.11 Rezeptur zur Klärung der Haut (Verbesserung des Hautstoffwechsels)

Rp.				
Violae tricoloris herba	35.0	Stiefmütterchenkraut	warm 2	trocken 2
Fumariae herba	25.0	Erdrauchkraut	warm 1–2	trocken 2
Geranii robertiani	15.0	Storchenschnabelkraut	warm 1	trocken 1
Galii aparini herba	10.0	Klettenlabkraut	warm 1–2	trocken 1
Calendulae sine calice flos	5.0	Ringelblumenblüte ohne Kelch	warm 2	trocken 2
Sambuci flos	10.0	Holunderblüte	warm 1–2	trocken 2
M.f.spec.				
D.S.: 2–3 x tgl. 1–2 Tl./Tasse mit kochendem Wasser aufgiessen, 8–15 Minuten ziehen lassen.				

Wirkungsbestimmende Inhaltsstoffe

- Schleimstoffe, Methylsalicylsäure, Ätherische Öle, Fumarsäure, Alkaloide, Flavonoide.

Humorale Wirkung

- Wärmend 1–2, trocknend 1–2.
- Kochungsfördernd.
- Leitet übermässige Schwarzgalle, Gelbgalle und Schärfen über Milz, Leber und Nieren aus.
- Hautausscheidung unterstützend.
- Vikariierende Prozesse vermindernd.
- Fördert den Konsensus von Haut/Schleimhaut, Lymphe, Milz, Leber und Nieren.
- Tonusregulierend
- Antidyskratisch.
- Antiskrofulös.

Temperamenten-, Konstitutionsbezug

- Lymphatische Konstitution, Katarrhalisch-rheumatische Konstitution, Psorische Konstitution, Skrofulose.

Moderne Wirkung

- Lymphflussfördernd, lymphqualitätsverbesssernd, entzündungshemmend, hautstoffwechselregulierend, juckreizmildernd. antiekzematös, gallenflussfördernd, harntreibend.

Humorale Indikation

- Schärfenvikariationen über Haut und Schleimhäute; krätzige Haut, alle Verunreinigungen der Haut, Schärfen durchsetzte Lymphe, zäher Schleim in den Lymphknoten, Rheumatismus, verstopfte Milz, verschleimte Leber, Milz und Nieren.

Moderne Indikation

- Akne, akute und chronische Ekzeme, Schuppenflechte, trockene Haut, trockene Schleimhäute, juckende Haut, Lymphknotenschwellungen, Lymphstauungen.

Modifikation

- Klettenlabkraut/Galii aparini herba kann durch Walnussblatt/Juglandis folium (warm 2, trocken 2) ersetzt werden.

Kontraindikation

- Schwangerschaft, Stillzeit.

26.12 Rezeptur zur Stärkung des Lymphsystems

Rp.				
Galii aparini herba	45.0	Klettenlabkraut	warm 1–2	trocken 1
Calami rhizoma	20.0	Kalmuswurzelstock	warm 2–3	trocken 3
Juglandis folium	10.0	Walnussblatt	warm 2	trocken 2
Geranii herba	10.0	Storchenschnabelkraut	warm 1	trocken 1
Foeniculi fructus	15.0	Fenchelfrucht	warm 3	trocken 1
M.f.spec.				
D.S.: 2 mal täglich 2 Teelöffel mit 1 Tasse Wasser kalt ansetzen, bedeckt kurz aufkochen und 5 Minuten ziehen lassen.				

Wirkungsbestimmende Inhaltsstoffe

- Phytosterole, Flavonoide, Bitterstoffe, Ätherische Öle, Gerbstoffe, Kieselsäure.

Humorale Wirkung

- Wärmend 2, trocknend 2.
- Verbessert die Chylusbildung der Ersten Kochung / Magenkochung.
- Säftebewegend
- Zerteilt zähen Schleim.
- Leitet Schärfen über Milz, Leber, Nieren und Schleimhäute aus.
- Fördert die Drainage der Lymphdrüsen, Leber und Milz.
- Tonusregulierend.
- Antiskrofulös.

Temperamenten-, Konstitutionsbezug

- Phlegmatisches Temperament, Cholerisches Temperament, Melancholisches Temperament, Lymphatische Konstitution, Carbo-nitrogenoide Konstitution, Biliäre Konstitution, Mesenchymal-hypoplastische Konstitution, Renale Konstitution, Hydrogenoide Konstitution, Azide Diathese, Exsudative Diathese.

Moderne Wirkung

- Lymphflussfördernd, harntreibend, antioxidativ, entzündungshemmend, verdauungsfördernd, antiekzematös.

Humorale Indikation

- Phlegmatismus, Schärfendurchsetzter Schleim, Säfteflussstörung, verstopfte Milz, verstopfte Leber, Vikariationen über Haut und Schleimhäute, Neigung zu Gewebeneubildungen.

Moderne Indikation

- Akute und chronische Lymphdrüsenschwellungen, leichte Lymphödeme, Fettleber, verhärtete Leber, akute und chronische Hautekzeme, Psoriasis, Neurodermitis, chronische Schleimhautentzündungen, chronisch vereiterte Geschwüre.

26.13 Arterienwand pflegende Rezeptur

Rp.				
Crataegi folium et flos	40.0	Weissdornblatt und – blüte	neutral	trocken 1
Carthami flos	20.0	Färberdistelblüte	warm 1	trocken 1
Cynarae folium	15.0	Artischockenblatt	warm 2	trocken 2
Millefolii herba	15.0	Schafgarbenkraut	warm 1	trocken 1
Verbenae citriodorae folium	10.0	Verbenenblatt	warm 1 – 2	trocken 1
M.f.spec.				
D.S.: 2 – 3 mal täglich 2 Teelöffel mit 1 Tasse kochendem Wasser übergiessen und 10 – 15 Minuten bedeckt ziehen lassen.				

Wirkungsbestimmende Inhaltsstoffe

- Flavonoide, Bitterstoffe, Ätherische Öle.

Humorale Wirkung

- Wärmend 1, trocknend 1 - 2.
- Kochungsfördernd.
- Blutfluss fördernd.
- Hitzen im Blut mildernd.
- Leitet übermässige Schwarzgalle, Gelbgalle und Schärfen über Milz, Leber und Nieren aus.
- Zerteilt zähen Schleim.
- Tonusregulierend
- Deplethorisierend.

Temperamenten-, Konstitutionsbezug

- Cholerisches Temperament, Biliäre Konstitution, Plethorische Konstitution.

Moderne Wirkung

- Antioxidativ, gefässwandschützend, antiarteriosklerotisch, thrombozytenaggregationshemmend, herzstärkend, koronargefässerweiternd.

Humorale Indikation

- Schärfenbelastung, hitzige Schärfen im Blut, zähe Verschleimung der Gefässinnenwände, Plethora regionalis (jede Form).

Moderne Indikation

- Beginnende und manifeste Arteriosklerose, Herzschwäche, Angina pectoris.

26.14 Rezeptur zur Stärkung der Venenwände

Rp.				
Millefolii herba	20.0	Schafgarbenkraut	warm 1	trocken 1
Carthami flos	15.0	Färberdistelblüte	warm 1	trocken 1
Vitis folia	25.0	Weinblatt	warm 1–2	trocken 2
Meliloti herba	25.0	Steinkleekraut	warm 1	neutral
Hippocastani flos	15.0	Rosskastanienblüte	warm 1–2	trocken 1
M.f.spec.				
D.S.: 2–3 mal täglich 2 Teelöffel mit 1 Tasse kochendem Wasser übergiessen und 10 Minuten bedeckt ziehen lassen.				

Wirkungsbestimmende Inhaltsstoffe
- Bitterstoffe, Flavonoide, Anthocyane, Cumarine, Ätherische Öle.

Humorale Wirkung
- Wärmend 1–2, trocknend 1.
- Säftebewegend.
- Lymphe und Blut bewegend.
- Löst zähen Schleim.
- Leitet Schärfen über Leber und Nieren aus.
- Deplethorisierend.
- Venentonisierend.

Temperamenten-, Konstitutionsbezug
- Alle Temperamente, Plethorische Konstitution.

Moderne Wirkung
- Venentonisierend, mikrozirkulationsfördernd, antioxidativ, entzündungshemmend, sekretionsfördernd.

Humorale Indikation
- Bauchplethora, Beckenplethora, Brustplethora, Kopfplethora, Asthenie der Blutgefässe, zähe Verschleimung der Venengefässinnenwände.

Moderne Indikation
- Knöchelödeme, Krampfadern, Wadenkrämpfe, offene Beine, Hämorrhoiden, Schaufensterkrankheit, Cellulite, funktioneller Pfortaderstau, Venenwandentzündungen, Lymphgefässwandentzündungen, Arterienwandentzündungen.

Modifikation
- Weinblatt / Vitis folia kann durch Buchweizenkraut / Fagopyri herba (warm 1–2, trocken 1) ersetzt werden.

Kontraindikation
- Schwangerschaft, Stillzeit.
- Einnahme von gerinnungshemmenden Medikamenten, Gerinnungsstörungen.

26.15 Rezeptur zur Stärkung der Sehnen und Bänder

Rp.				
Equiseti herba	50.0	Schachtelhalmkraut	warm 1	trocken 2
D.S.: 1 gehäufter Teelöffel in 2, 5 dl Wasser 20 Minuten bedeckt köcheln, abseihen.				

Rp.				
Urticae folium	25.0	Brennesselblatt	warm 2–3	trocken 2–3
Graminis rhizoma	25.0	Queckenwurzel	neutral	neutral
Millefolii herba	25.0	Schafgarbenkraut	warm 1	trocken 1
Fraxini folium	25.0	Eschenblatt	neutral	feucht 1
D.S.: 1–2 Teelöffel mit einer Tasse heissem Schachtelhalmtee (siehe oben) übergiessen, 15 Minuten bedeckt ziehen lassen.				

Wirkungsbestimmende Inhaltsstoffe

- Kieselsäure, Cumarine, Gerbstoffe, Schleimstoffe, Iridoid-Glycoside, Flavonoide.

Humorale Wirkung

- Wärmend 1–2, befeuchtend 1 (Der hohe Kieselsäureanteil verleiht dem Auszug eine befeuchtende Qualität).
- Stärkt die Erste Kochung / Magenkochung und Dritte Kochung / Gewebekochung.
- Stärkt die Blutplastizität.
- Nährt die Gewebe.
- Leitet übermässige Feuchtigkeit über die Nieren aus.
- Leitet übermässige Schwarzgalle, Gelbgalle und Schärfen über Leber, Nieren und Milz aus.
- Antidyskratisch.
- Tonusregulierend.

Temperamenten-, Konstitutionsbezug

- Melancholisches Temperament, Mesenchymal-hypoplastische Konstitution, Lymphatische Konstitution, Skrofulose.

Moderne Wirkung

- Bindegewebsstärkend, stoffwechselanregend, harntreibend, zusammenziehend, wundheilungsfördernd, entzündungshemmend, krampflösend, verdauungsfördernd, schleimhautstärkend.

Humorale Indikation

- Melancholismus, melancholische Schärfenbelastungen des Bluts, Feuchtigkeitsmangel der Gewebe, atonische Gebärmutter, kalt verschleimte Gebärmutter.

Moderne Indikation

- Bindegewebsschwäche, Bandscheibenschäden, Sehnen und Bänder-Schäden, Neigung zu Sehnenverletzungen, degenerative Sehnenerkrankungen, Morbus Dupuytren, Osteoporose, Ödeme, Gallenwegsverschluss, Gefässsklerose, Nierengriess, müde Augen, Gerstenkorn, Lymphdrüsenschwellungen, wiederkehrende Anginen.

26.16 Rezeptur zur Stärkung der Nerven

Rp.				
Origani herba	25.0	Oreganokraut	warm 3	trocken 3
Hyperici herba	25.0	Johanniskraut	warm 2	trocken 2
Millefolii herba	20.0	Schafgarbenkraut	warm 1	trocken 1
Lavandulae flos	20.0	Lavendelblüte	warm 2–3	trocken 2–3
Primulae flos	10.0	Schlüsselblumenblüte	warm 1	trocken 1–2
M.f.spec.				
D.S.: 2–3 mal täglich 1–2 Teelöffel mit 1 Tasse heissem Wasser übergiessen und 10–15 Minuten ziehen lassen.				

Wirkungsbestimmende Inhaltsstoffe
- Ätherische Öle, Bitterstoffe, Gerbstoffe, Saponine, Flavonoide.

Humorale Wirkung
- Wärmend 2, trocknend 2.
- Kochungs- und Krisenfördernd.
- Schwarzgalle, Gelbgalle und Schärfen über Leber und Milz ausleitend.
- Kalter Schleim in den Nerven zerteilend.
- Fördert die Spiritusverteilung.
- Nerven nährend und öffnend.
- Antidyskratisch.
- Deplethorisierend.
- Dekongestiv.
- Tonusregulierend.

Temperamenten-, Konstitutionsbezug
- Alle Temperamente, Neurogene Konstitution, Plethorische Konstitution, Hämangiotische Konstitution, Spastische Diathese.

Moderne Wirkung
- Stofwechselanregend, krampflösend, beruhigend, stimmungsaufhellend, angstlösend, schleimlösend, verdauungsfördernd, menstruationsfördernd, wundheilungsfördernd, keimhemmend, leicht harntreibend, mild tonisierend.

Humorale Indikation
- Kälte, verschleimte Gebärmutter, Eierstöcke, Darm, Magen, Nieren, Lungen, Gehirn und Nerven; Beckenplethora, Kopfkongestion, verschleimungsbedingte Kopfschmerzen, Melancholismus.

Moderne Indikation
- Nervosität, nervöse Verdauungsbeschwerden, Spannungskopfschmerzen, Angststörungen, depressive Verstimmung, Spannungsgefühle, Nervenquetschungen, Fibromyalgie, Appetitlosigkeit, vegetative Dystonie.

Kontraindikation
- Schwangerschaft, Stillzeit.
- Starke Menstruationsblutungen.

26.17 Rezeptur zur Stärkung der männlichen Libido

Rp.				
Saturejae herba	30.0	Bohnenkraut	warm 3	trocken 2–3
Damianae folium	30.0	Damianablatt	warm 2	trocken 1–2
Zingiberis radix	15.0	Ingwerwurzel	warm 3	trocken 1
Eleutherococci radix	25.0	Taigawurzel	warm 1	feucht 1
M.f.spec.				
D.S.: 2–3 mal täglich 1–2 Teelöffel mit 1 Tasse kochendem Wasser übergiessen und 10–15 Minuten bedeckt ziehen lassen.				

Wirkungsbestimmende Inhaltsstoffe

- Saponine, Ätherische Öle, Bitterstoffe, Flavonoide, Scharfstoffe.

Humorale Wirkung

- Wärmend 2, trocknend 1–2.
- Die Drei Kochungen (Magen- / Leber- / Gewebekochung) unterstützend.
- Zähen Schleim zerteilend.
- Übermässige Schwarzgalle, Gelbgalle und Schärfen über Leber und Milz ausleitend.
- Sanguisprinzip stärkend.
- Sthenisierend.

Moderne Wirkung

- Libidostärkend, durchblutungsfördernd, appetitanregend, verdauungsfördernd, blähungswidrig, tonisierend, krampflösend, sekretionsfördernd.

Humorale Indikation

- Kalt-verschleimte Zeugungsorgane, verschleimte Organe des Brust- und Bauchraums; Melancholismus, Phlegmatismus, schwarzgallig durchsetzter Schleim, Asthenie.

Moderne Indikation

- Libidoschwäche des Mannes, krampfhafte Verdauungsbeschwerden, nervöse Verdauungsbeschwerden, Dyspepsie, asthmatoide Bronchitis.

Modifikation

- Ingwerwurzel / Zingiberis radix kann durch Kalmuswurzelstock / Calami rhizoma (warm 2–3, trocken 3) ersetzt werden.

Praxis Tipp

- Die Zugabe von ¼ Teelöffel Honig ist zu empfehlen.

26.18 Rezeptur zur Stärkung der weiblichen Libido

Rp.				
Serpylli herba	30.0	Quendelkraut	warm 3	trocken 3
Damianae folium	25.0	Damianablatt	warm 2	trocken 1–2
Lupuli strobulus	25.0	Hopfenzapfen	warm 1–2	trocken 1–2
Verbenae citriodorae folia	20.0	Verbenenblatt	warm 1–2	trocken 1
M.f.spec.				
D.S.: 2 bis 3 mal täglich 1 bis 2 Teelöffel mit 1 Tasse heissem Wasser übergiessen und bedeckt 10 Minuten ziehen lassen.				

Wirkungsbestimmende Inhaltsstoffe

- Ätherische Öle, Bitterstoffe, Flavonoide, Gerbstoffe.

Humorale Wirkung

- Wärmend 2, trocknend 1-2.
- Kochungsfördernd.
- Die 3 Kochungen (Magen- / Leber- / Gewebekochung) unterstützend.
- Übermässige Gelbgalle, Schwarzgalle und Schärfen über Milz und Leber ausleitend.
- Sanguisprinzip stärkend.
- Tonusregulierend.

Temperamenten-, Konstitutionsbezug

- Alle Temperamente.

Moderne Wirkung

- Libidostärkend, durchblutungsfördernd, appetitanregend, sekretionsfördernd, verdauungsfördernd, blähungswidrig, tonisierend, krampflösend, menstruationsfördernd.

Humorale Indikation

- Kalt-verschleimte Gebärmutter und Eierstöcke, verschleimte Organe des Brust- und Bauchraums; Melancholismus, Asthenie.

Moderne Indikation

- Libidoschwäche der Frau, ausbleibende Menstruation, Menstruationskrämpfe, Ausbleiben des Eisprungs, krampfhafte Verdauungsbeschwerden, nervöse Verdauungsbeschwerden, Post-Pill-Syndrom, Dyspepsie, asthmatoide Bronchitis.

Modifikation:

- Quendelkraut/Serpylli herba kann durch Oreganokraut/Origani herba (warm 3, trocken 3) ersetzt werden.

Kontraindikation

- Schwangerschaft.

Pflanzenabbildungen

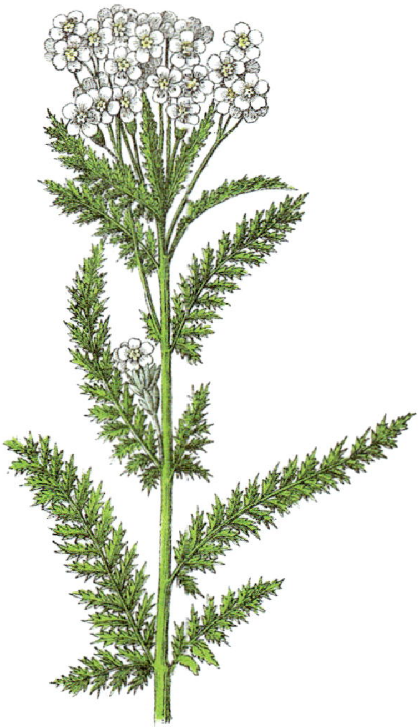

Achillea millefolium / Schafgarbe

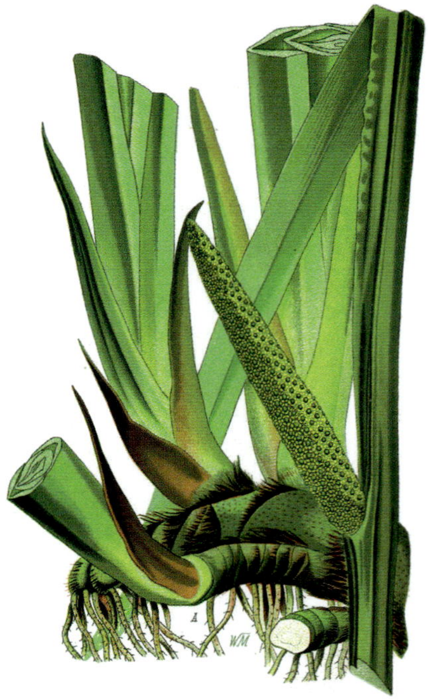

Acorus calamus / Kalmus

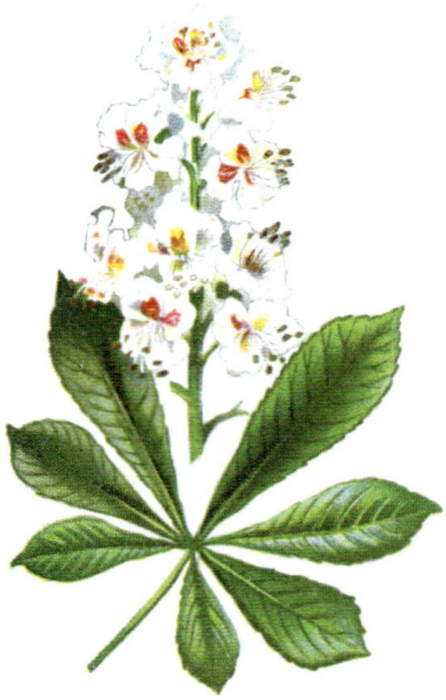

Aesculus hippocastanum / Rosskastanie

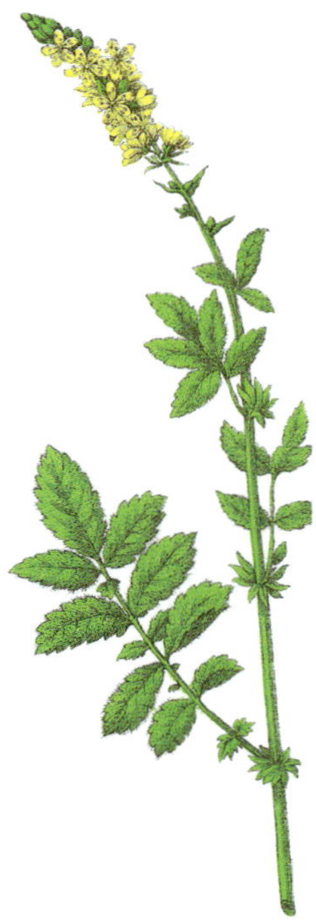

Agrimonia eupatoria / Odermennig

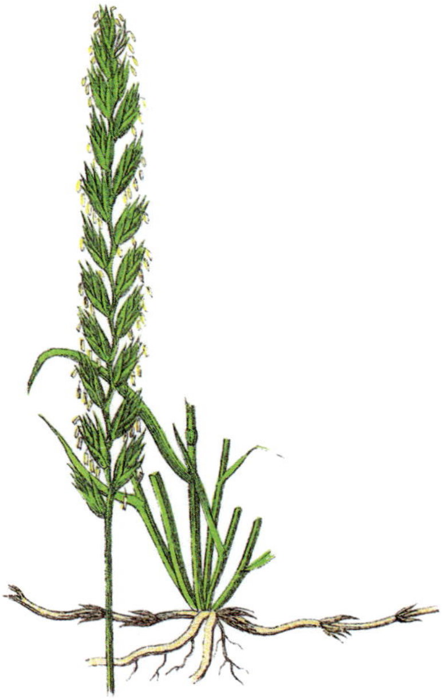

Agropyron repens / Quecke

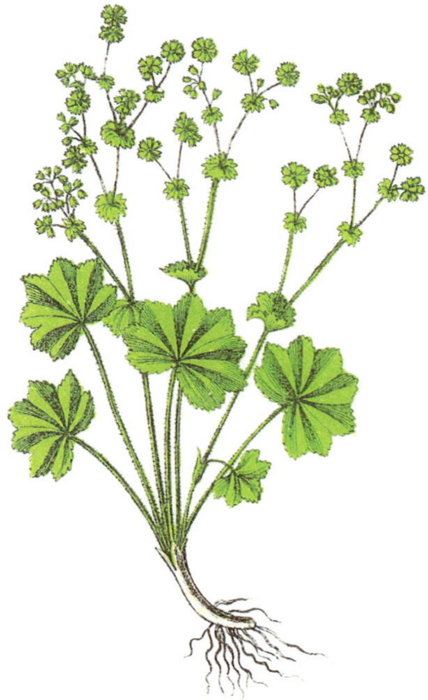

Alchemilla vulgaris / Frauenmantel

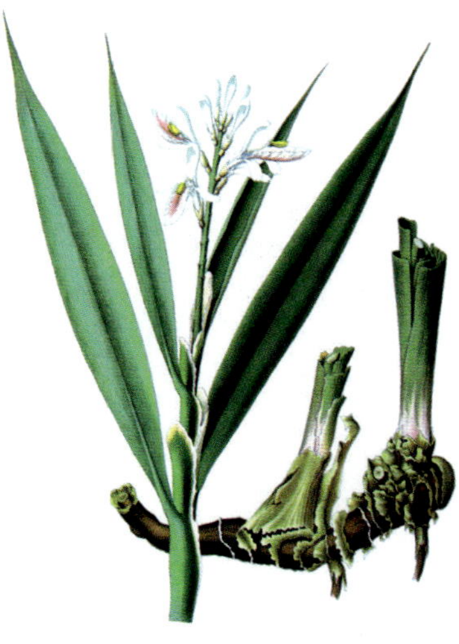

Alpinia officinarum / Galgant

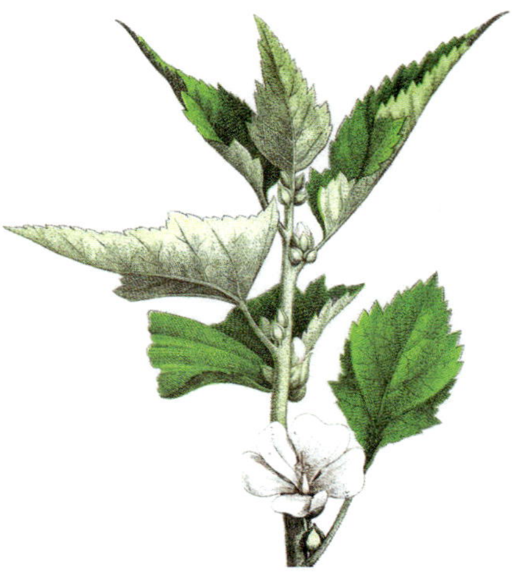

Althaea officinalis / Eibisch

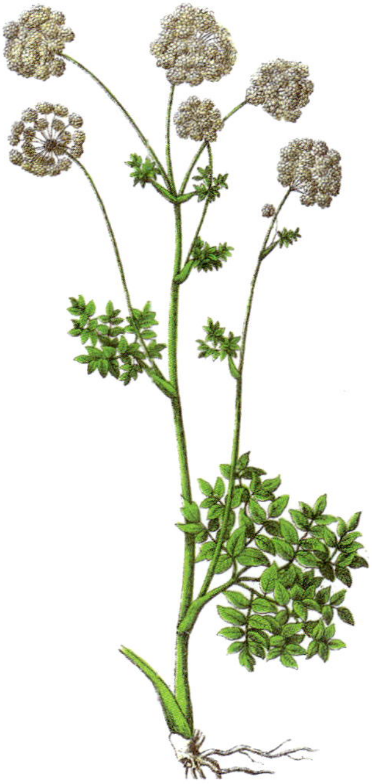

Angelica archangelica / Engelwurz

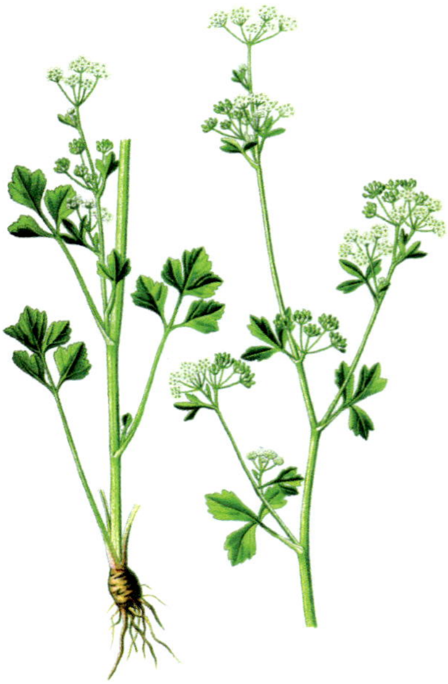

Apium graveolens / Sellerie

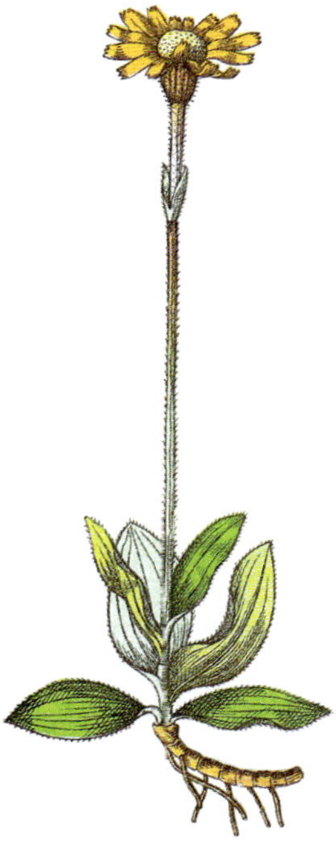

Arnica montana / Arnika

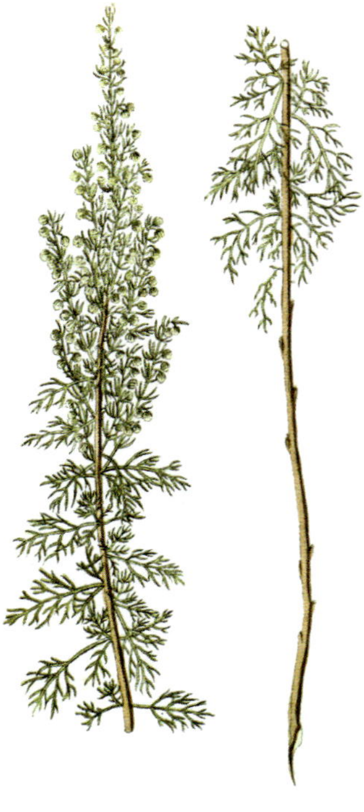

Artemisia abrotanum / Eberraute

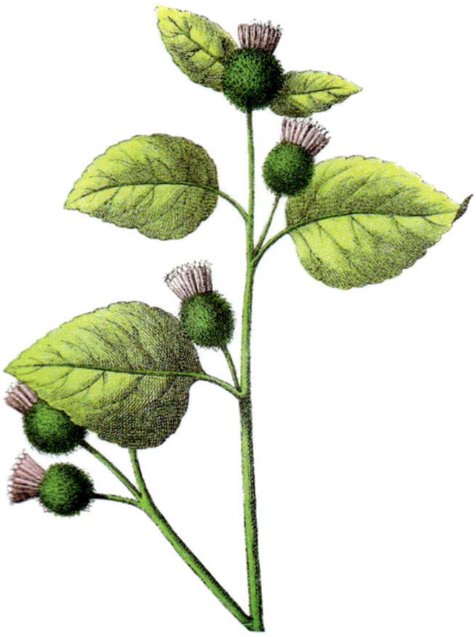

Arctium lappa / Klette

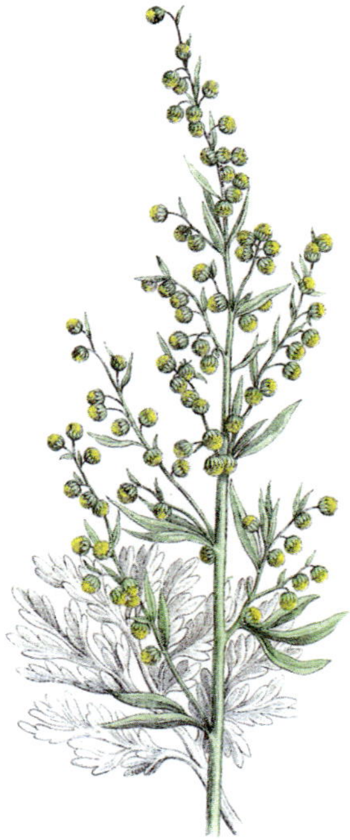

Artemisia absinthium / Wermut

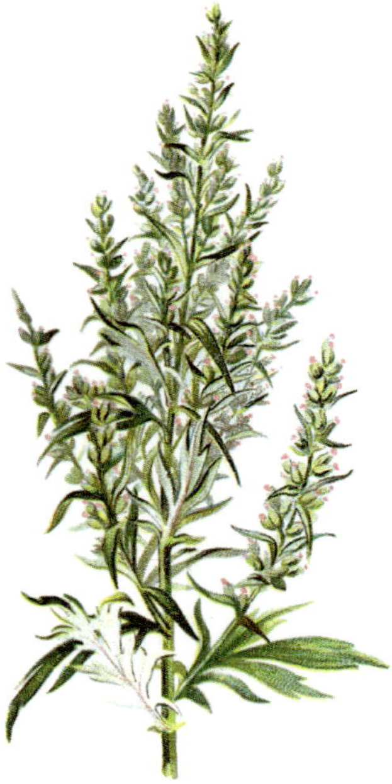

Artemisia vulgaris / Beifuss

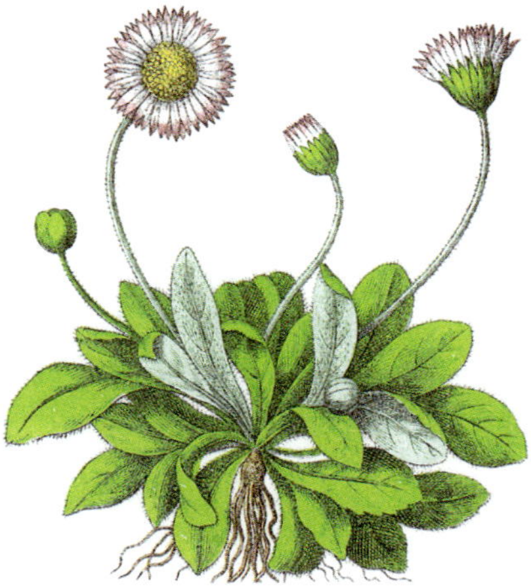

Bellis perennis / Gänseblümchen

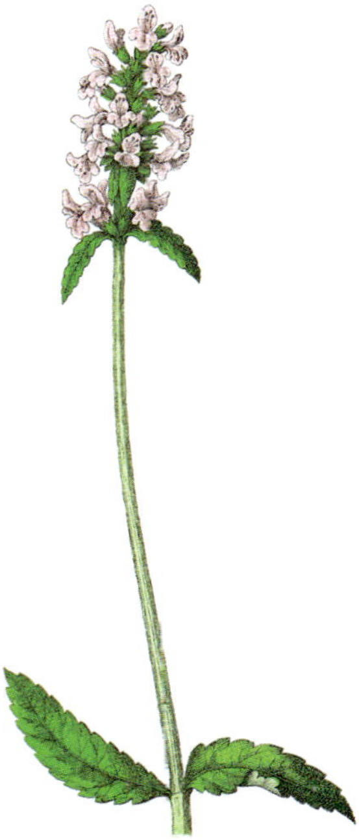

Betonica officinalis / Betonie

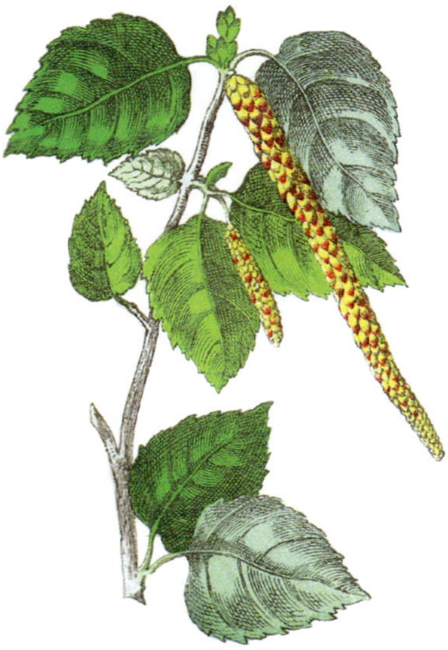

Betula pendula / Birke

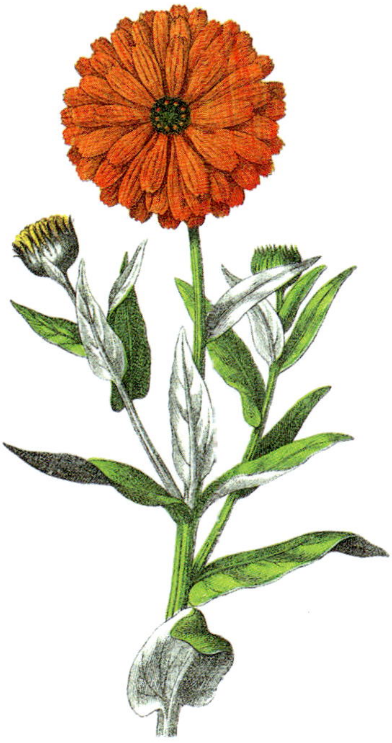

Calendula officinalis / Ringelblume

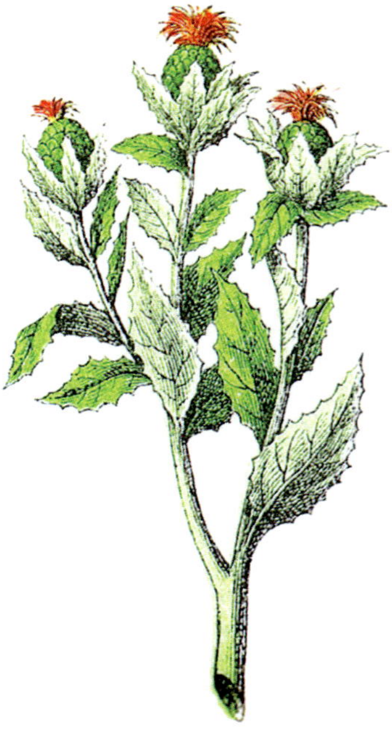

Carthamus tinctorius / Färberdistel

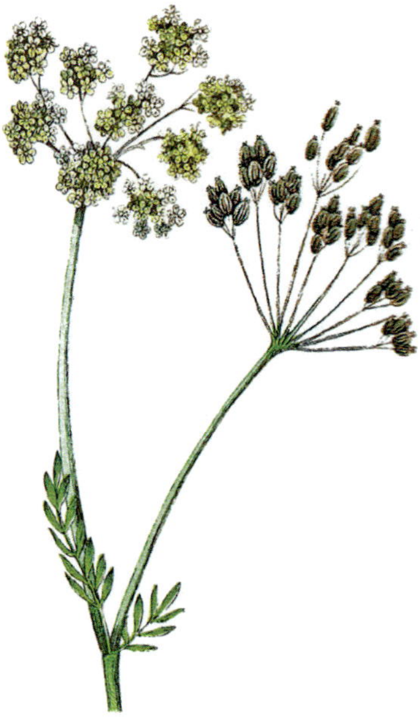

Carum carvi / Kümmel

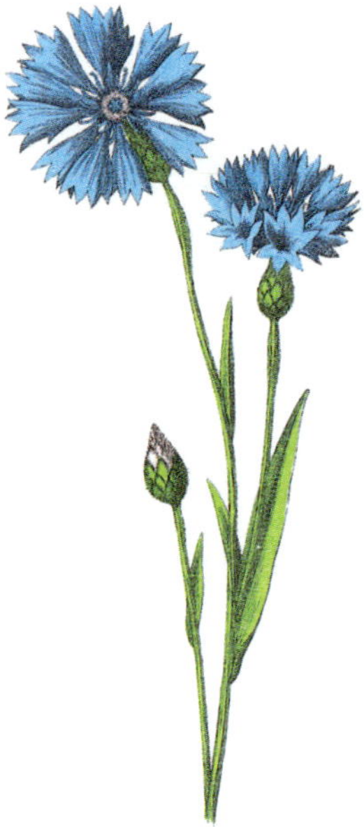

Centaurea cyanus / Kornblume

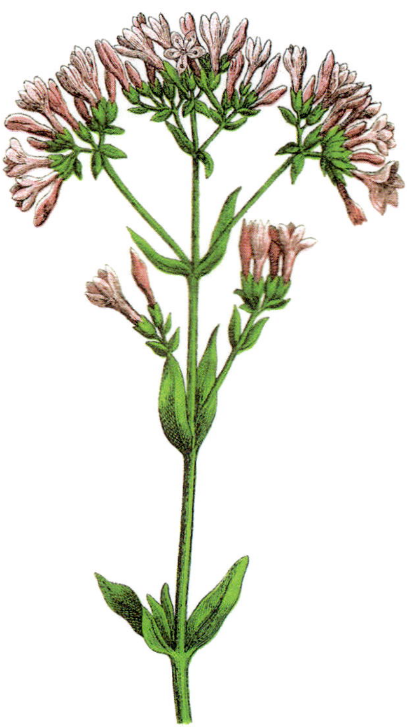

Centaurium erythraea / Tausendgüldenkraut

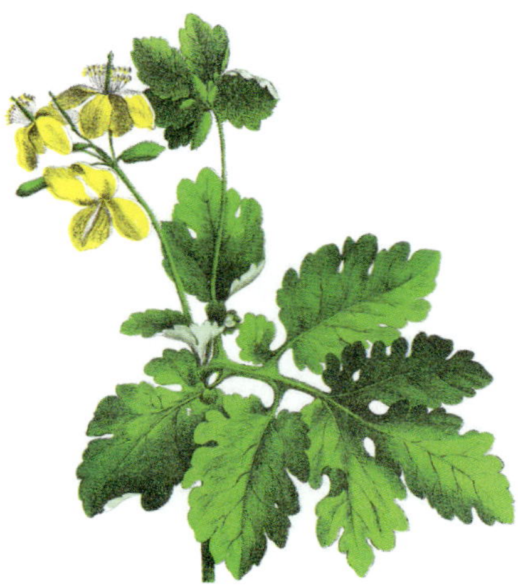

Chelidonium majus / Schöllkraut

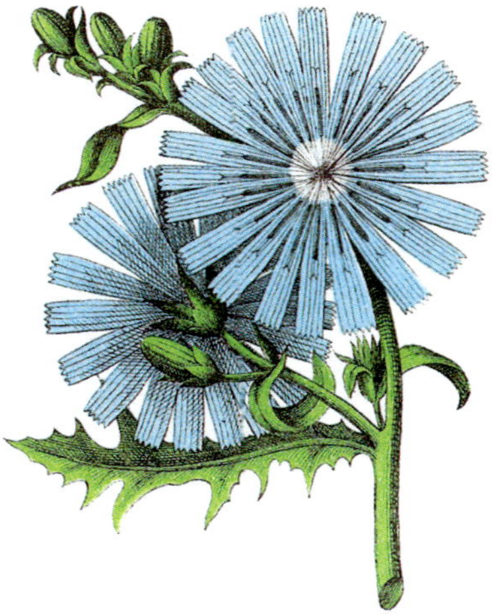

Cichorium intybus / Wegwarte

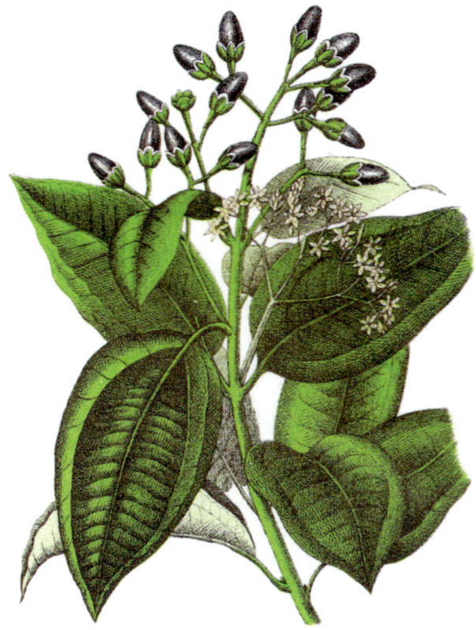

Cinnamomum verum / Zimtbaum

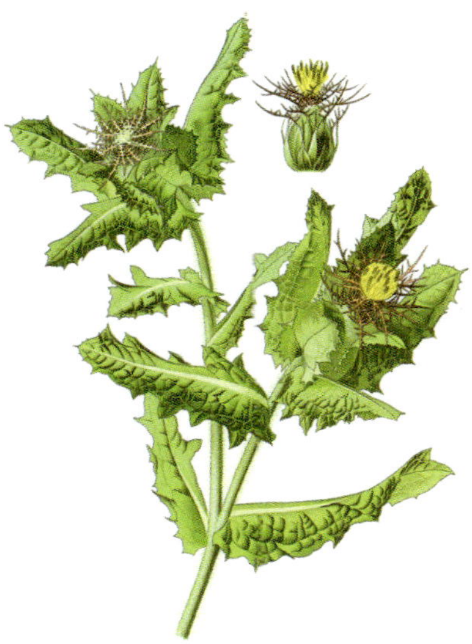

Cnicus benedictus / Benediktendistel

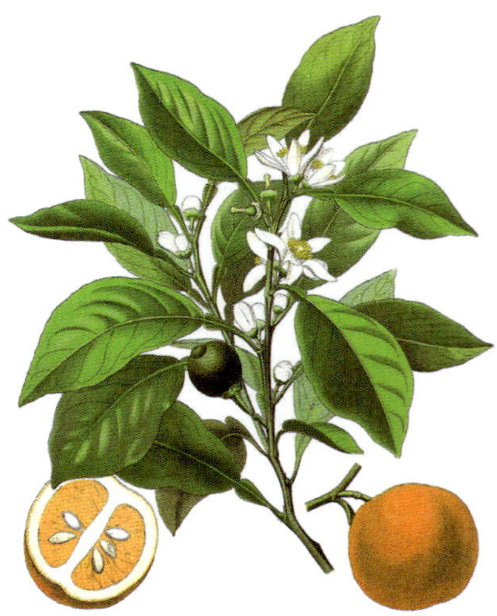

Citrus aurantium / Orange

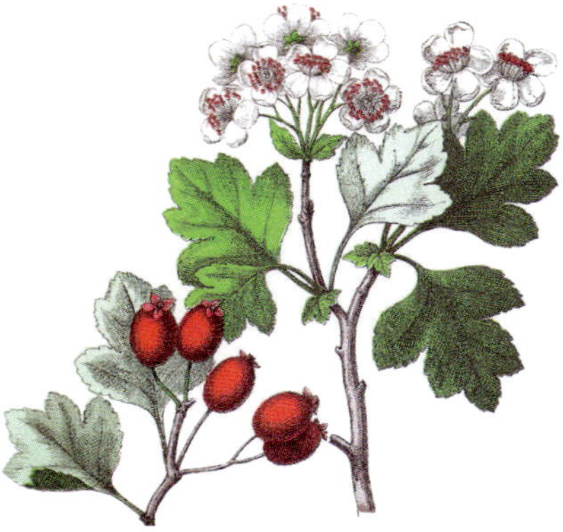

Crataegus monogyna / Weissdorn

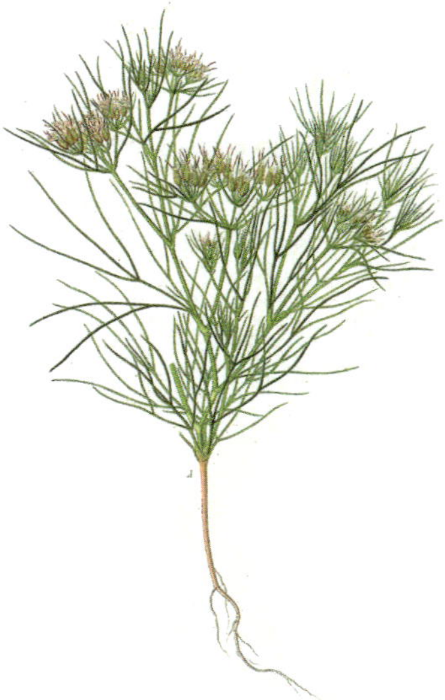

Cuminum cyminum / Kreuzkümmel

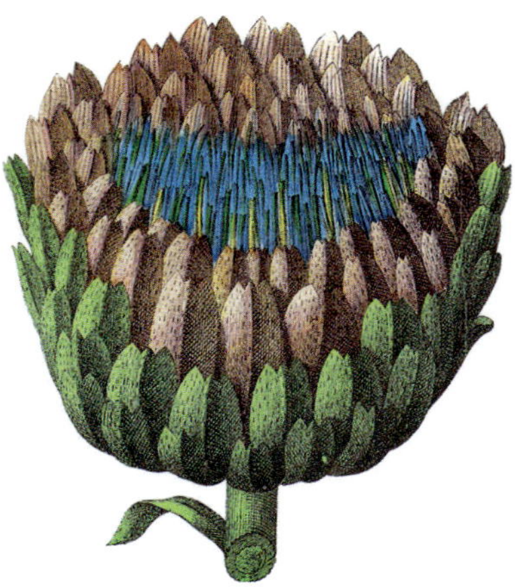

Cynara scolymus / Artischocke

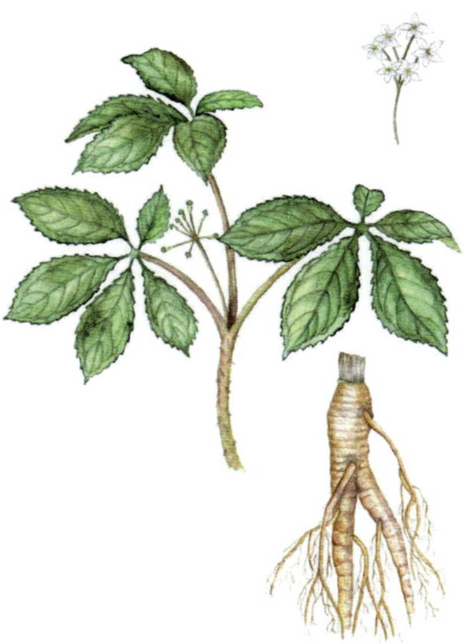

Eleutherococcus senticosus / Taigawurz

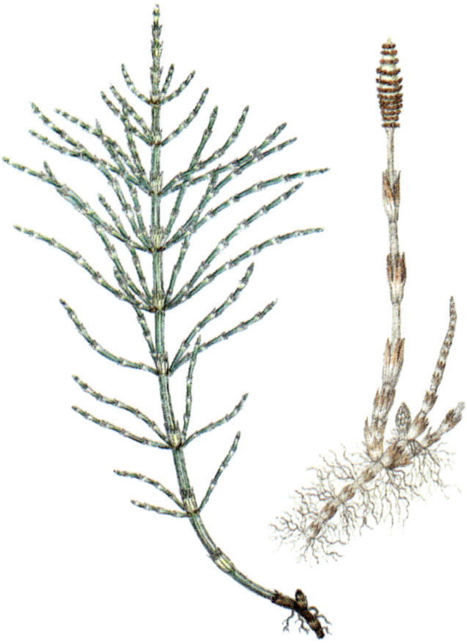

Equisetum arvense / Zinnkraut

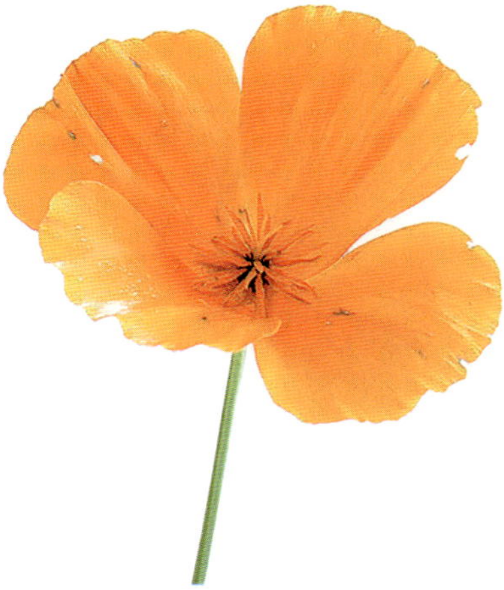

Eschscholzia californica / Goldmohn

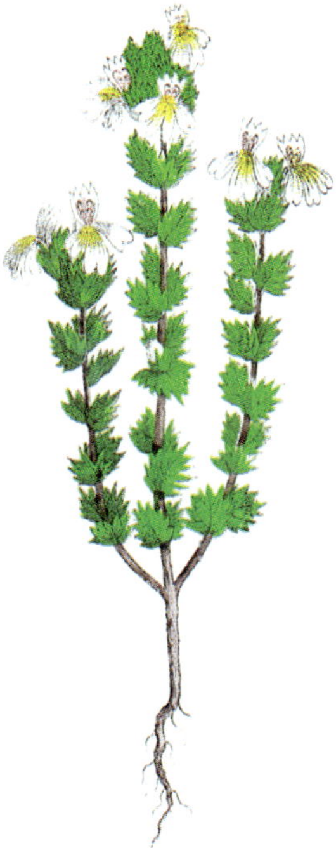

Euphrasia officinalis / Augentrost

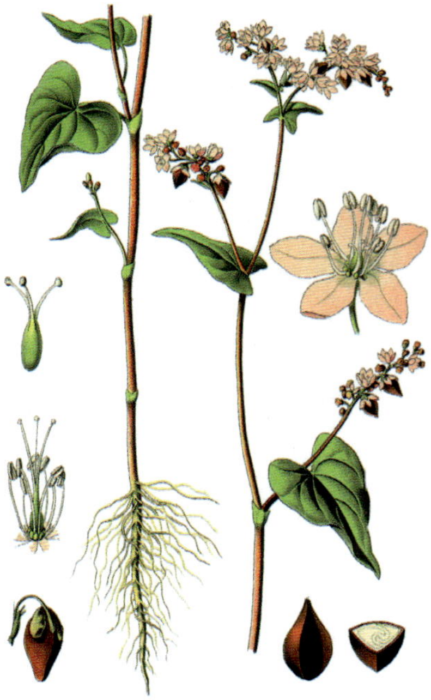

Fagopyrum esculentum / Buchweizen

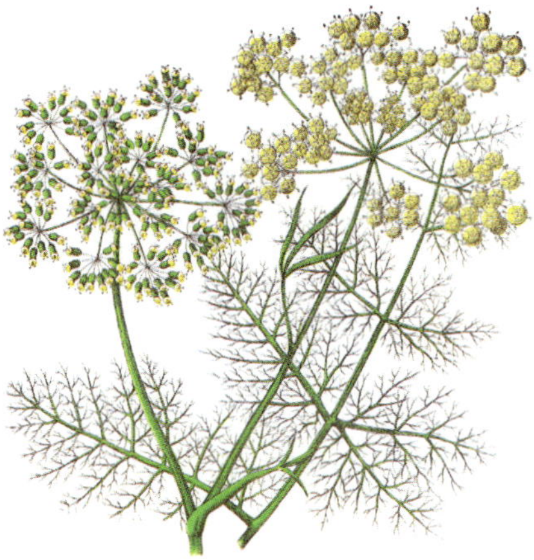

Foeniculum vulgare / Fenchel

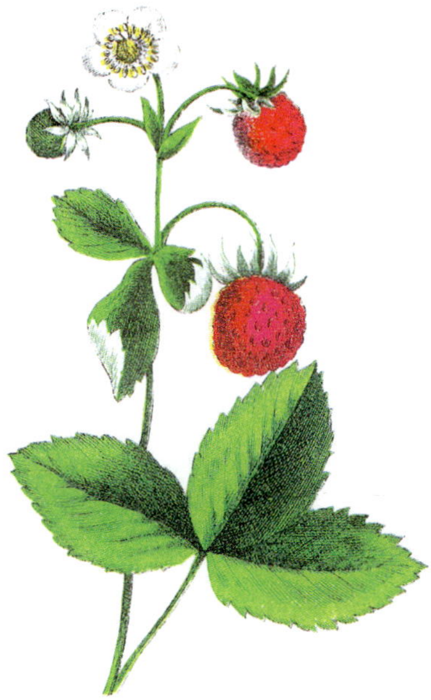

Fragaria vesca / Erdbeere

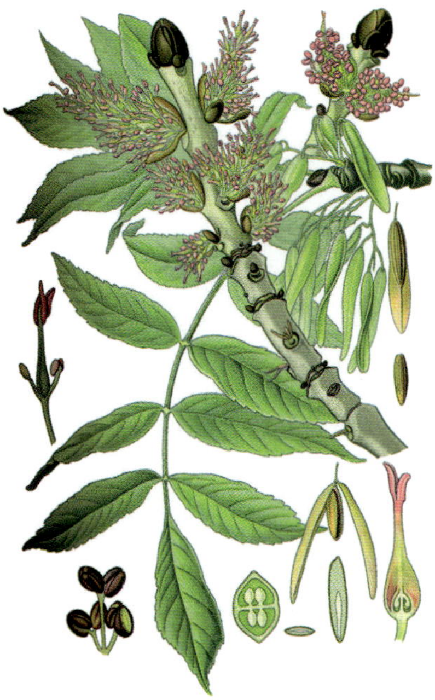

Fraxinus excelsior / Esche

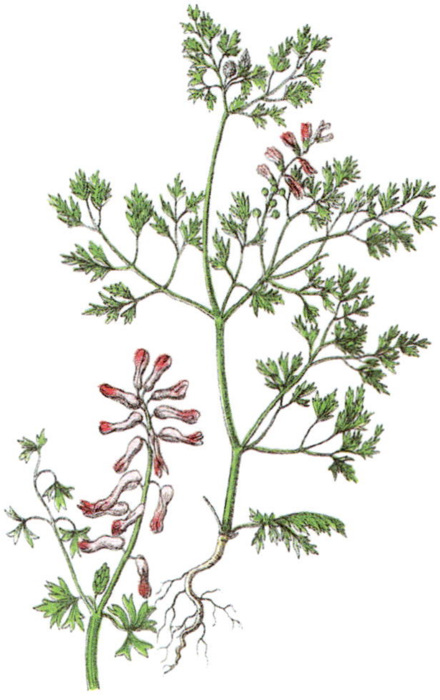

Fumaria officinalis / Erdrauch

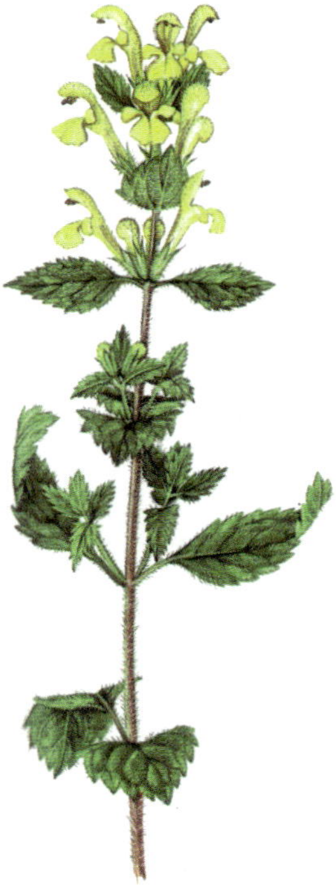

Galeopsis segetum / Hohlzahn

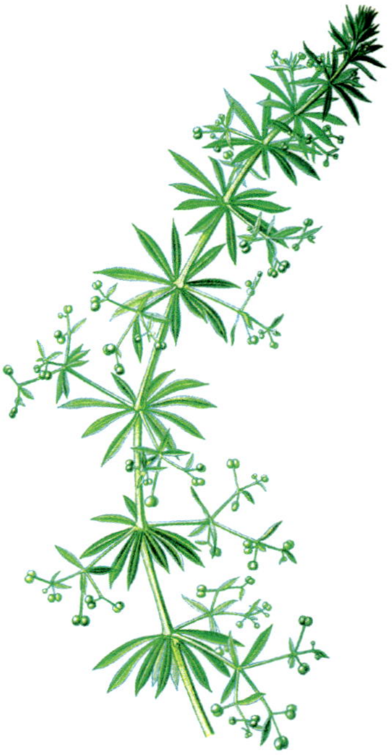

Galium aparine / Klettenlabkraut

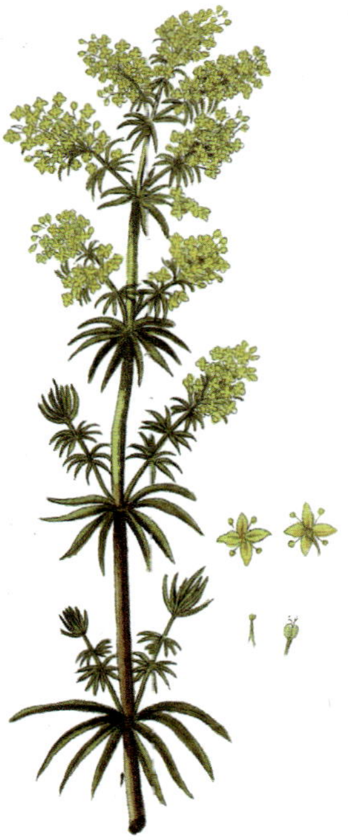

Galium verum / Echtes Labkraut

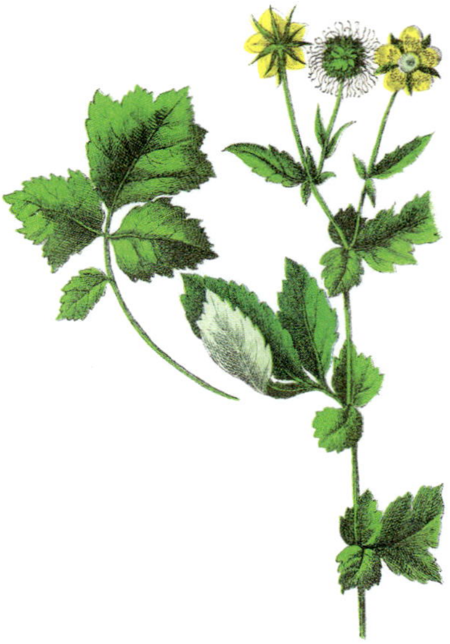

Geum urbanum / Nelkenwurz

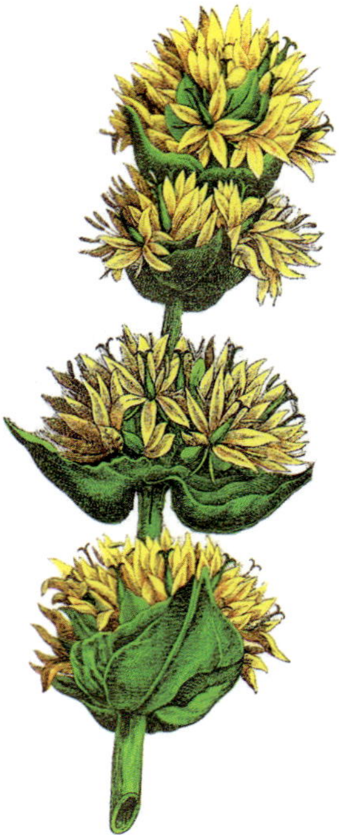

Gentiana lutea / Enzian

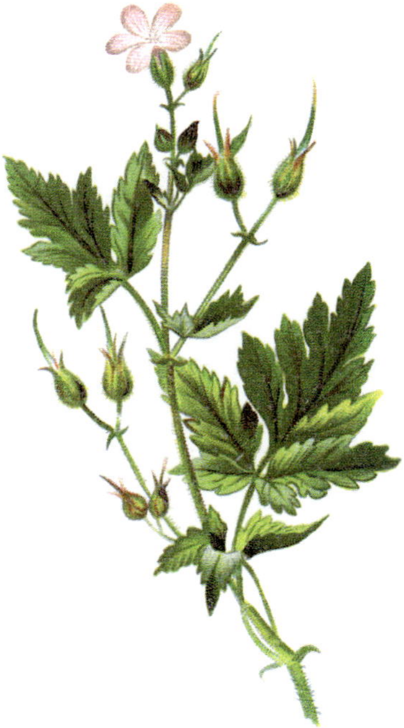

Geranium robertianum / Rupprechtskraut

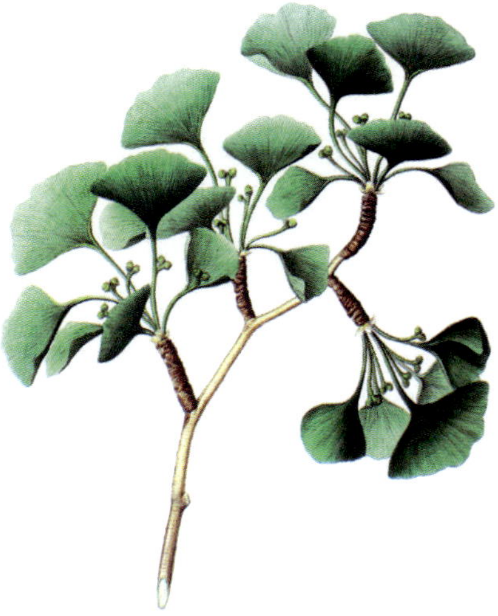

Ginkgo biloba / Ginkgo

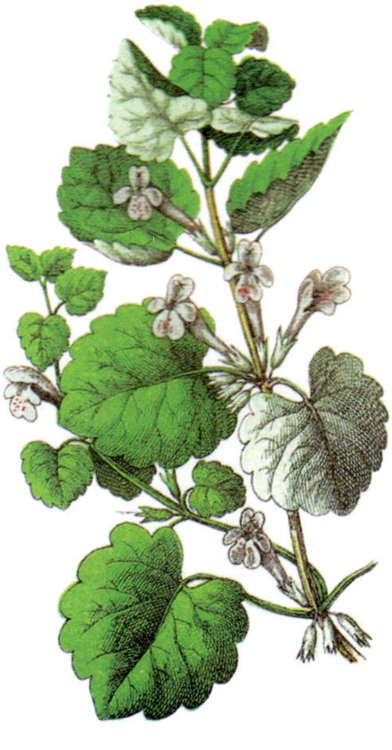

Glechoma hederacea / Gundelrebe

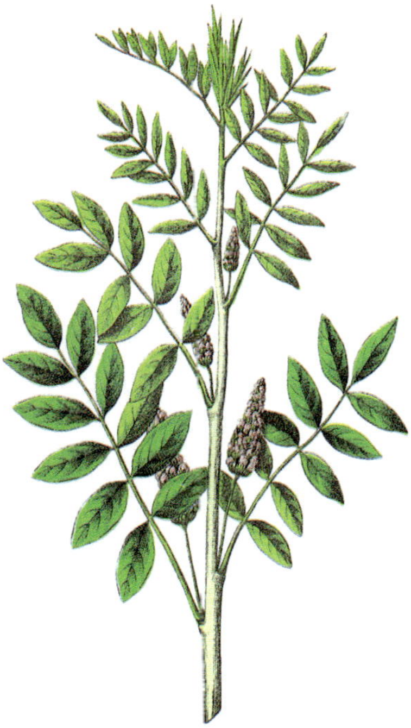

Glycyrrhiza glabra / Süssholz

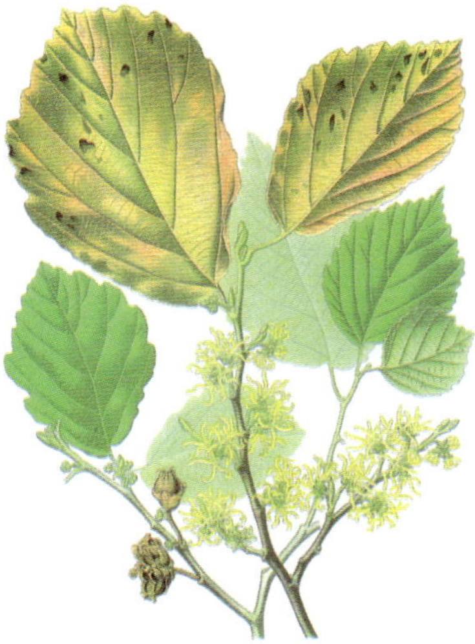

Hamamelis virginiana / Hamamelis

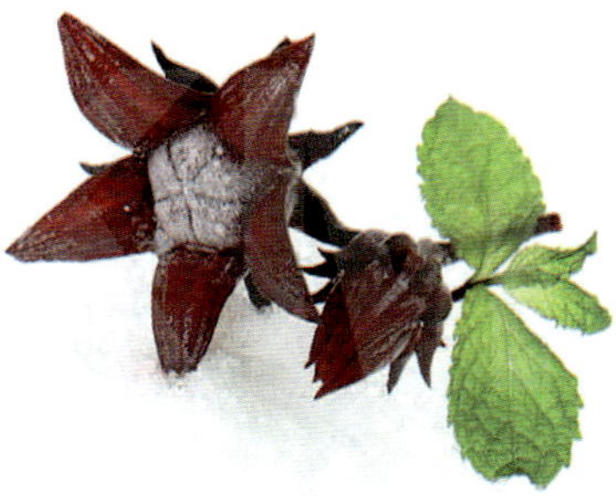

Hibiscus sabdariffa / Karkade

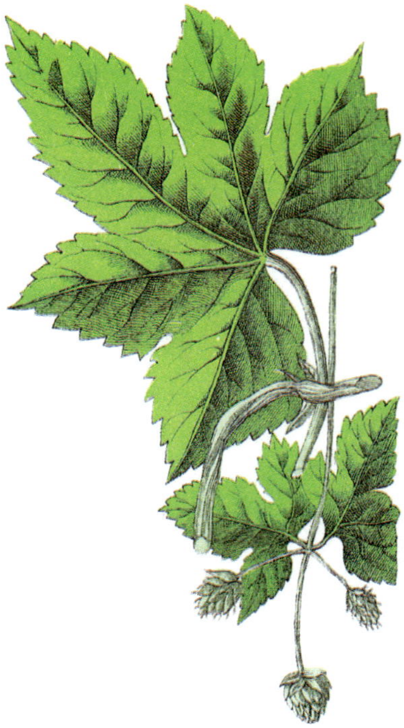

Humulus lupulus / Hopfen

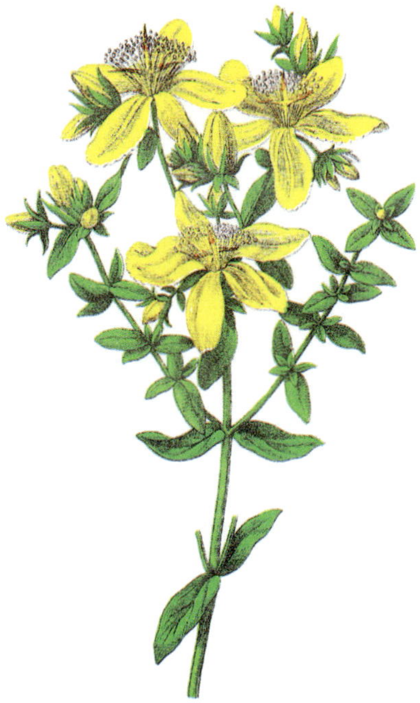

Hypericum perforatum / Johanniskraut

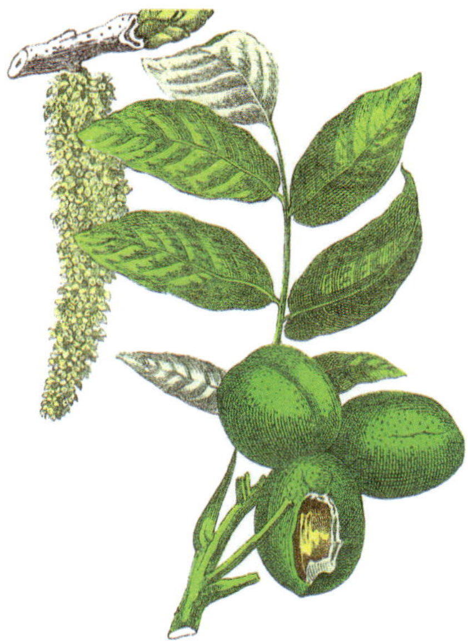

Juglans regia / Walnuss

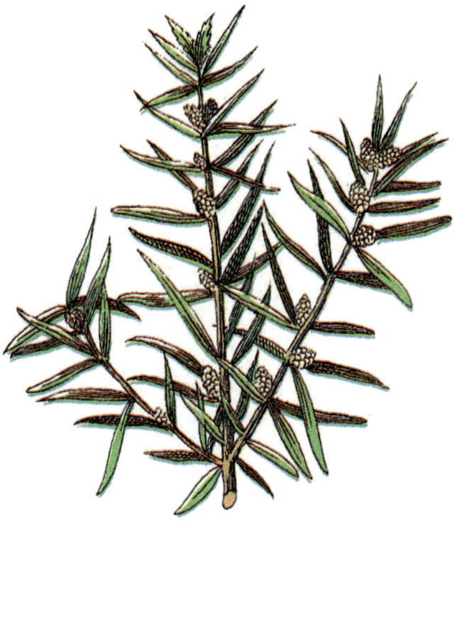

Juniperus communis / Wacholder

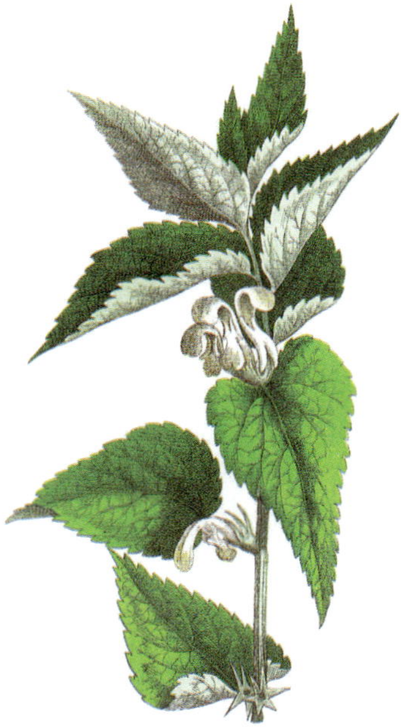

Lamium album / Taubnessel

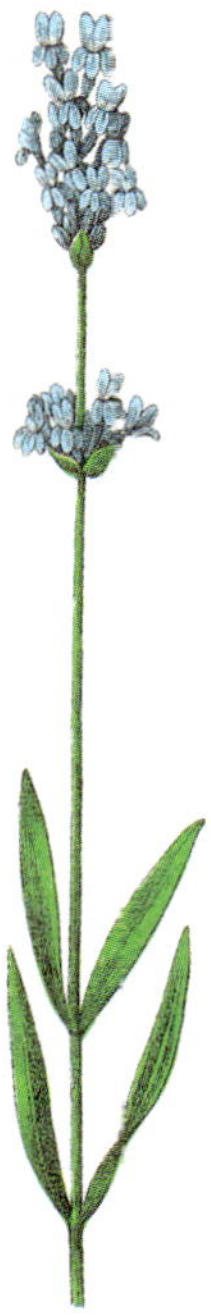

Lavandula angustifolia / Lavendel

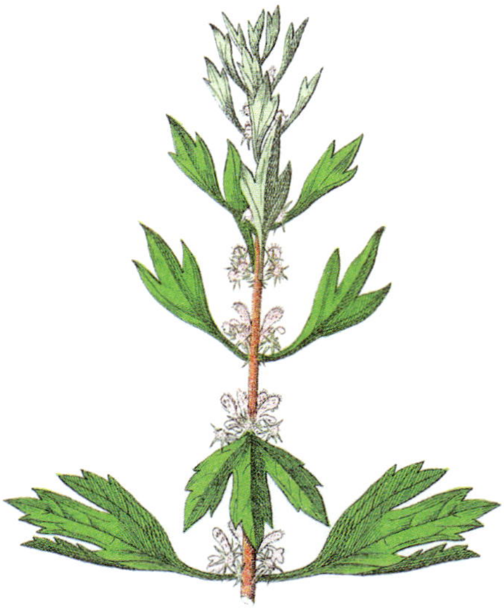

Leonurus cardiaca / Herzgespann

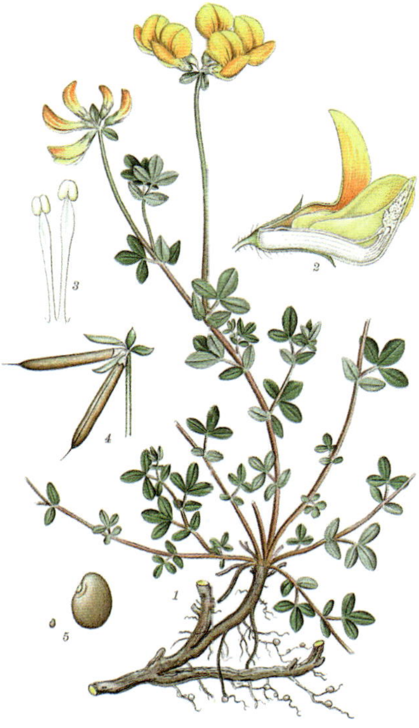

Lotus corniculatus / Wiesenhornklee

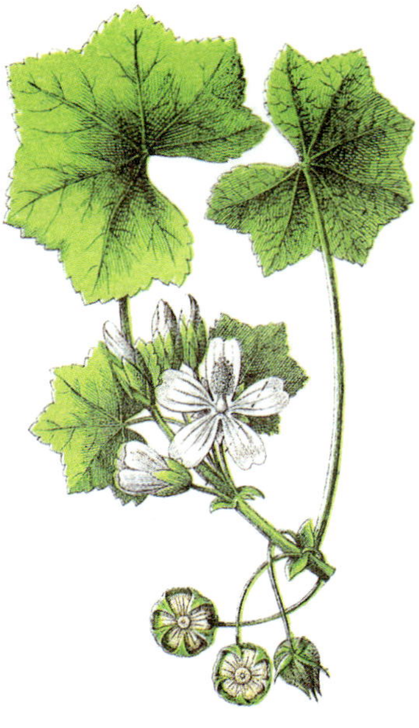

Malva sylvestris / Malve

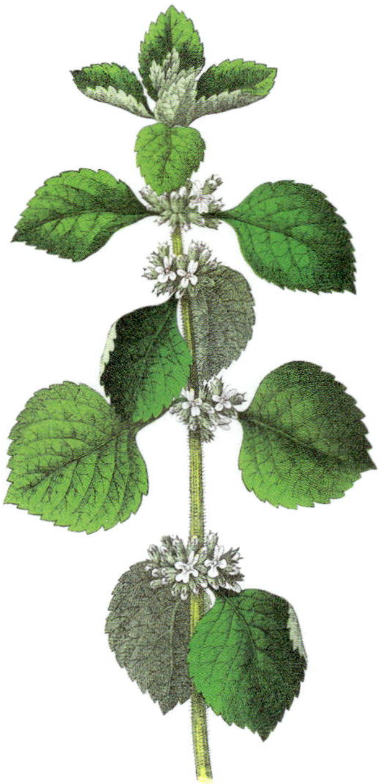

Marrubium vulgare / Andorn

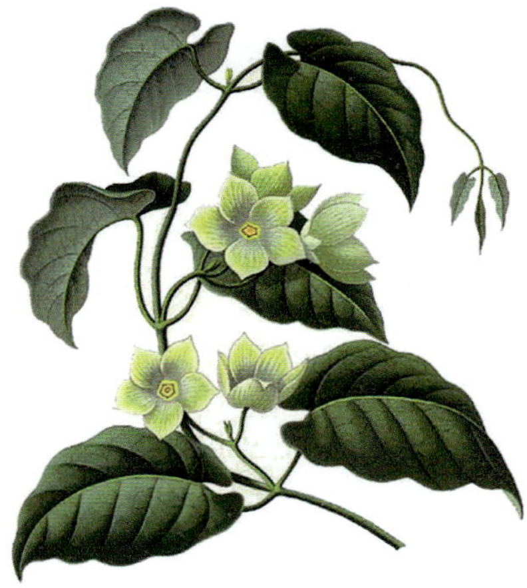

Marsdenia condurango / Kondurango

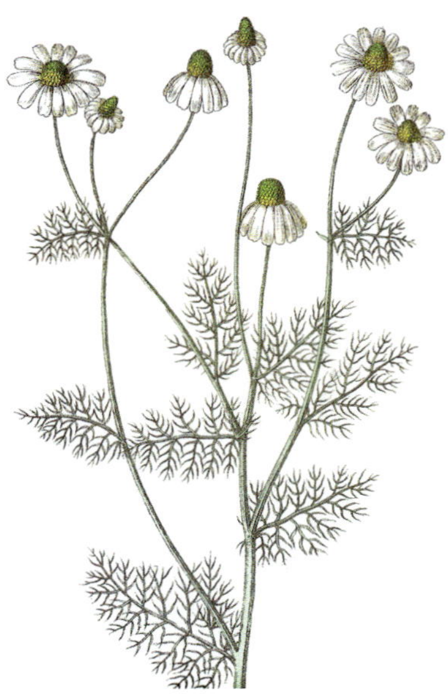

Matricaria chamomilla / Kamille

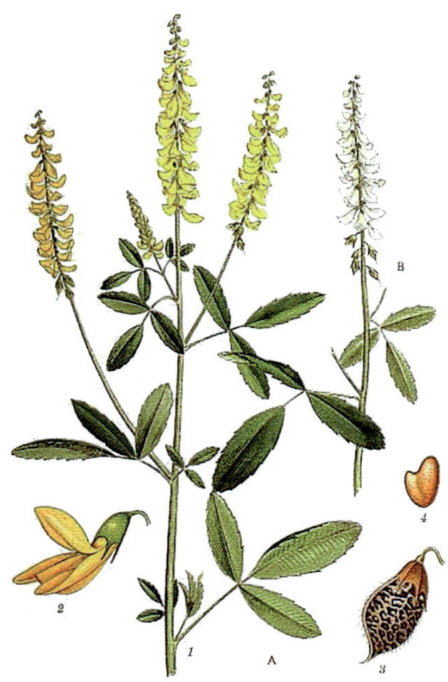

Melilotus officinalis / Steinklee

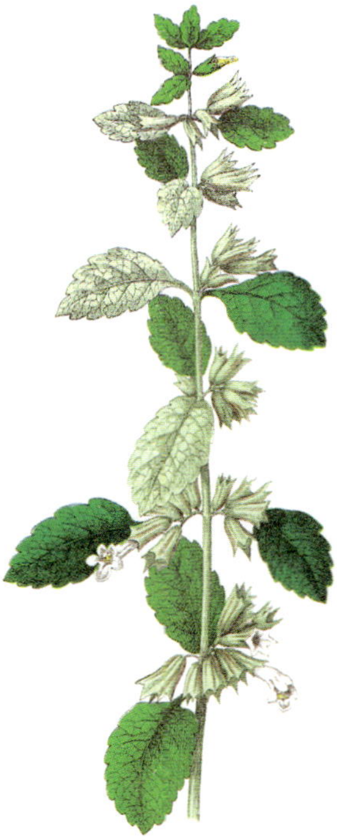

Melissa officinalis / Melisse

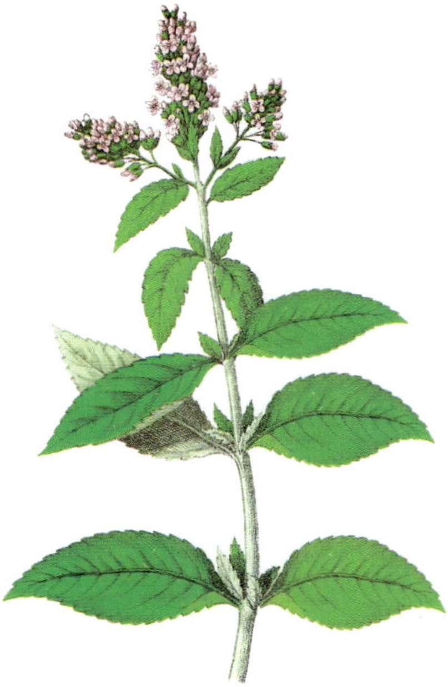

Mentha piperita / Pfefferminze

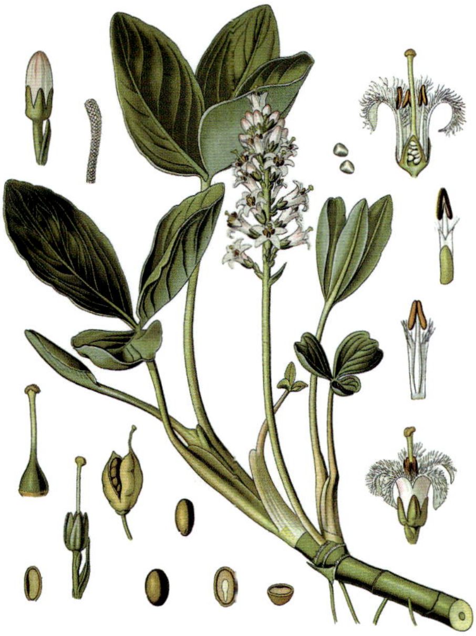

Menyanthes trifoliata / Bitterklee

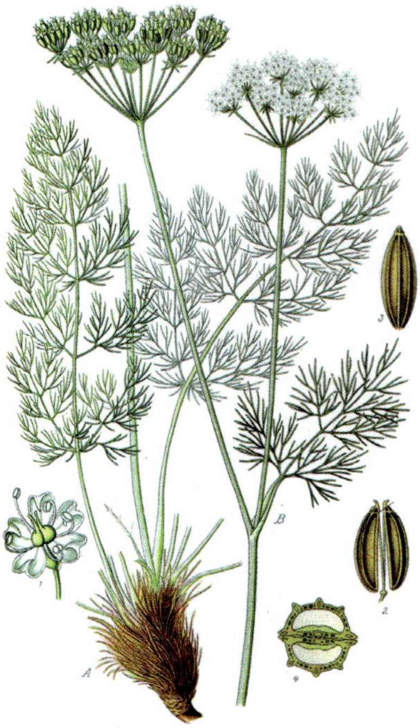

Meum athamanticum / Bärenwurz

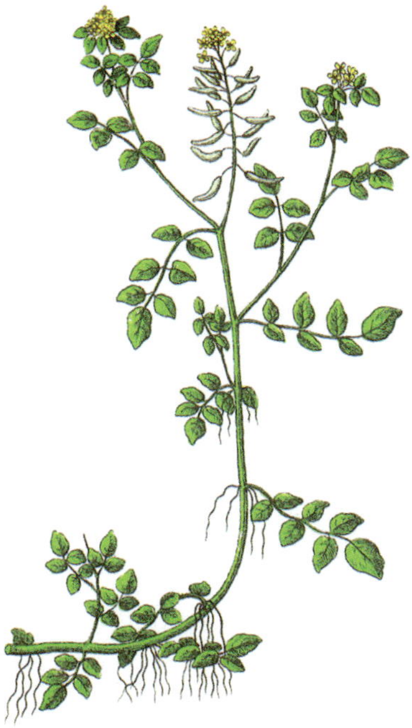

Nasturtium officinale / Brunnenkresse

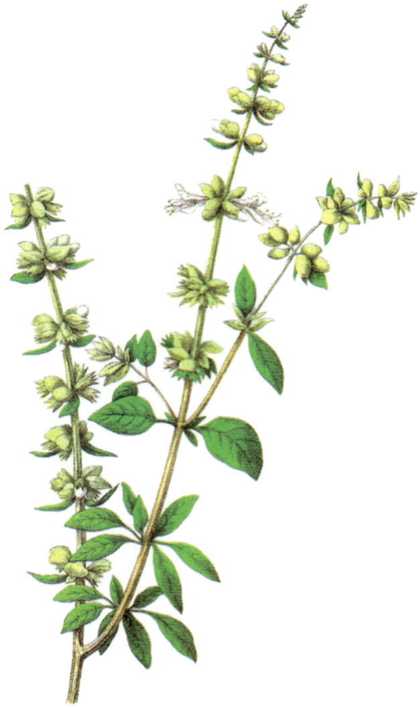

Ocimum basilicum / Basilikum

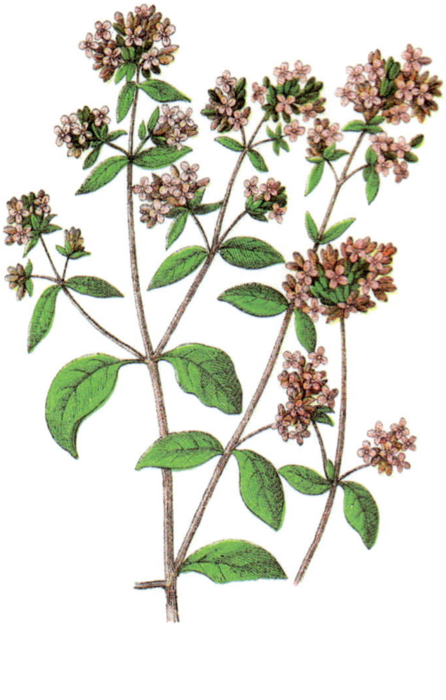

Origanum vulgare / Oregano

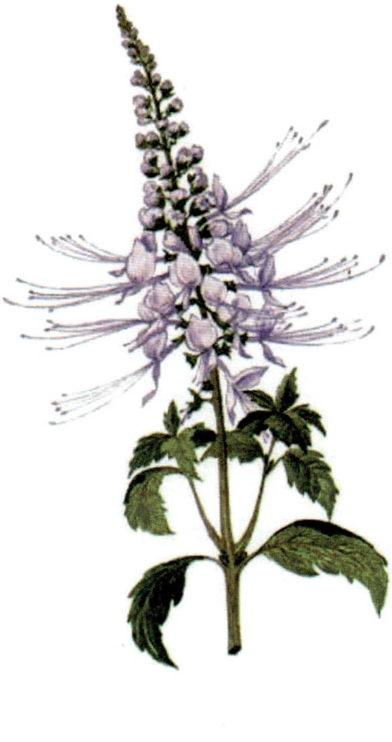

Orthosiphon stamineus / Orthosiphon

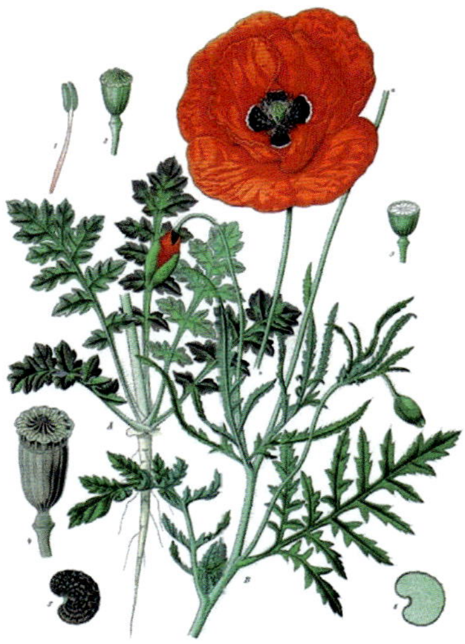

Papaver rhoeas / Klatschmohn

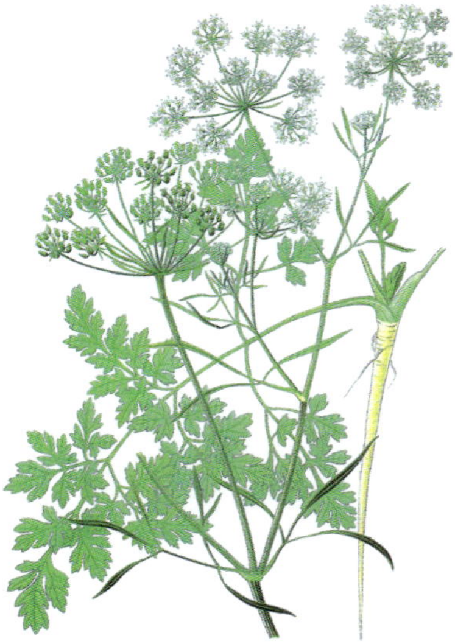

Petroselinum crispum / Petersilie

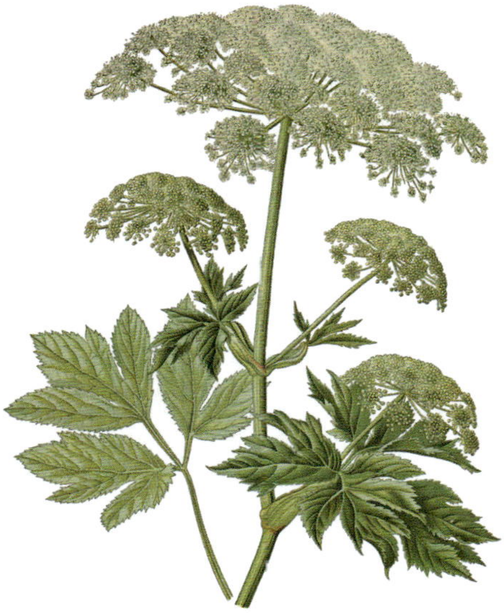

Peucedanum ostruthium / Meisterwurz

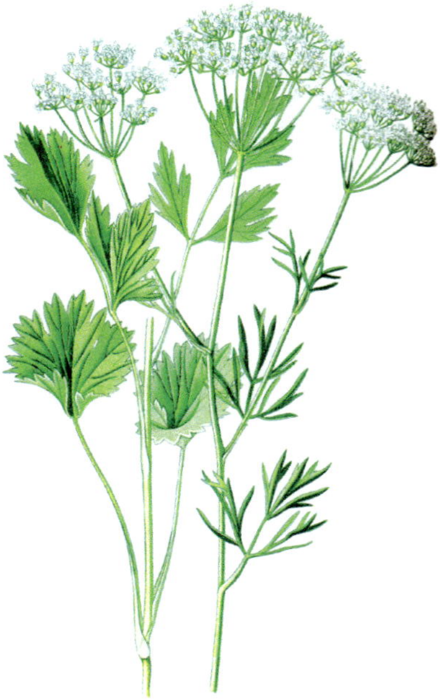

Pimpinella anisum / Anis

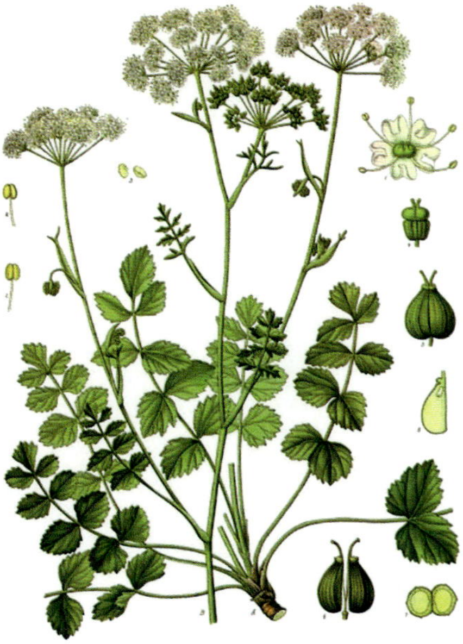

Pimpinella saxifraga / Bibernelle

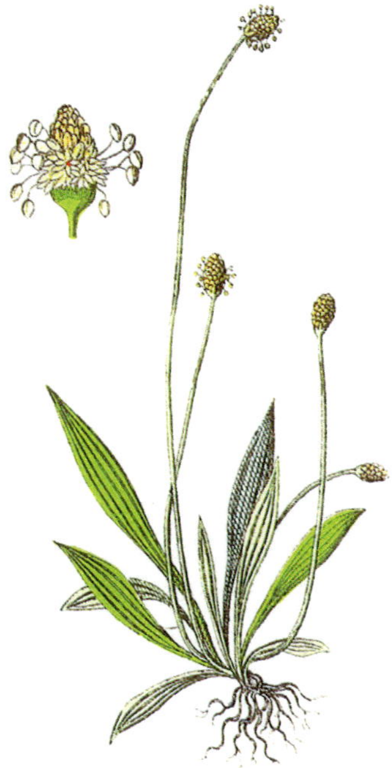

Plantago lanceolata / Spitzwegerich

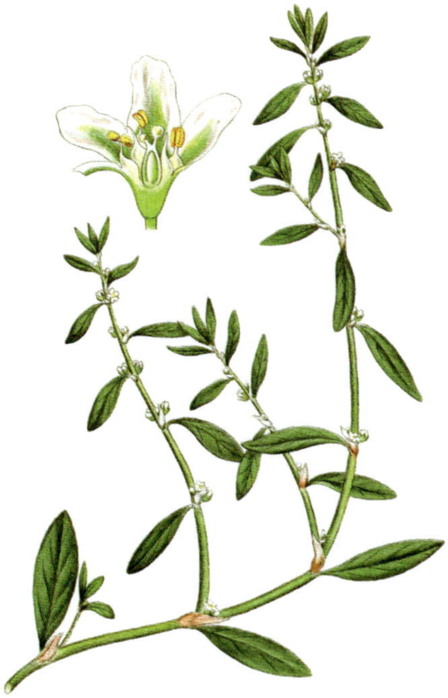

Polygonum aviculare / Vogelknöterich

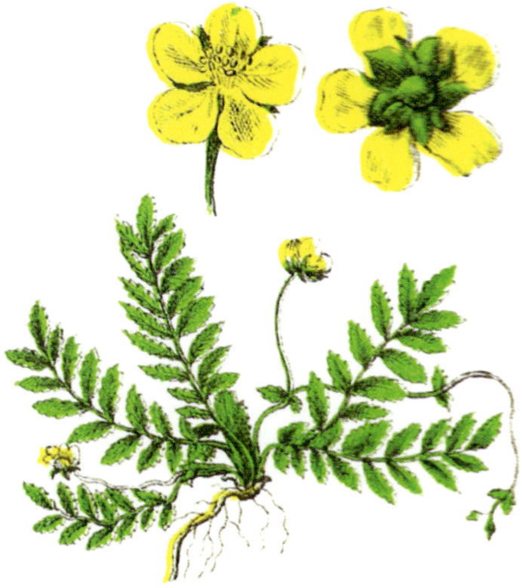

Potentilla anserina / Gänsefingerkraut

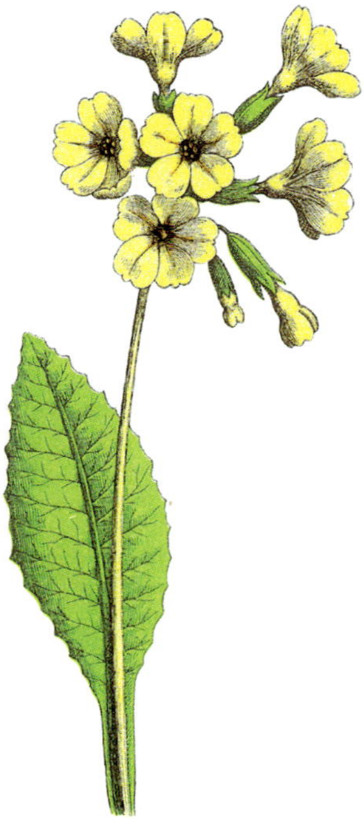

Primula veris / Primel

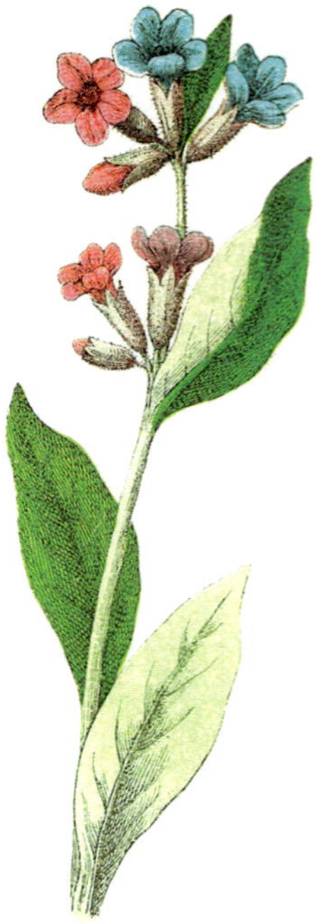

Pulmonaria officinalis / Lungenkraut

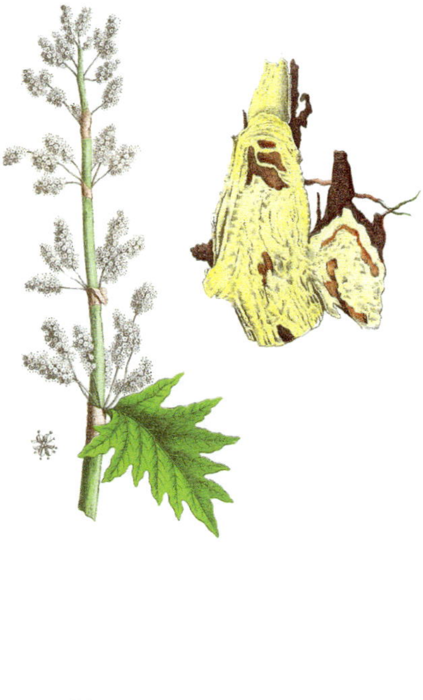

Rheum palmatum / Rhabarber

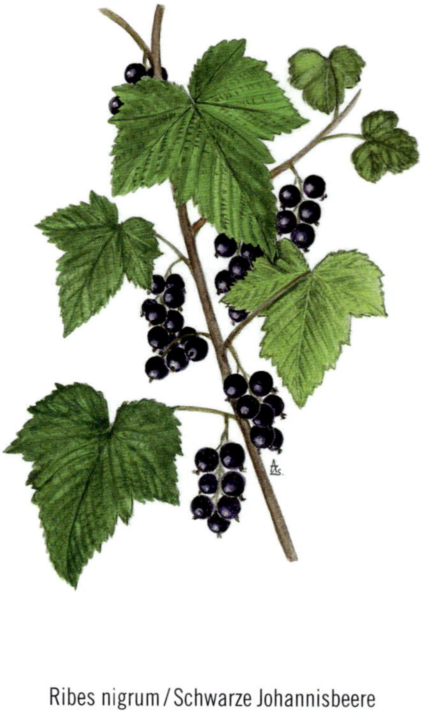

Ribes nigrum / Schwarze Johannisbeere

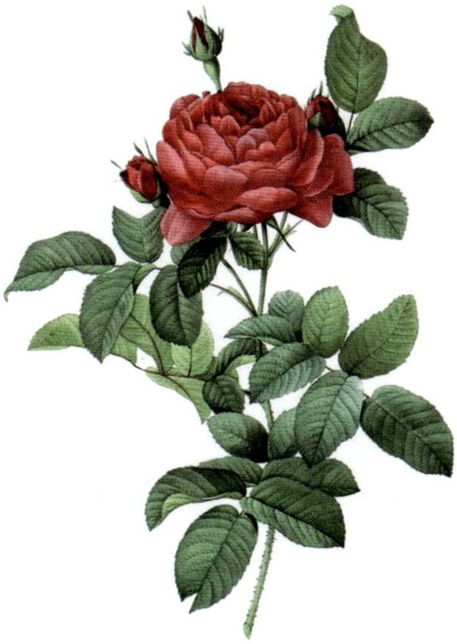

Rosa gallica / Rose

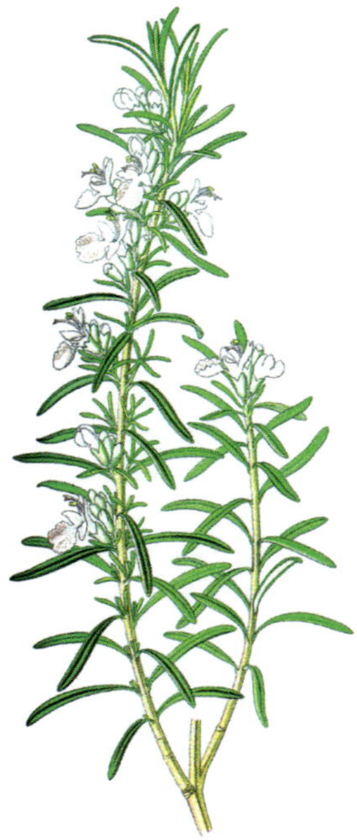

Rosmarinus officinalis / Rosmarin

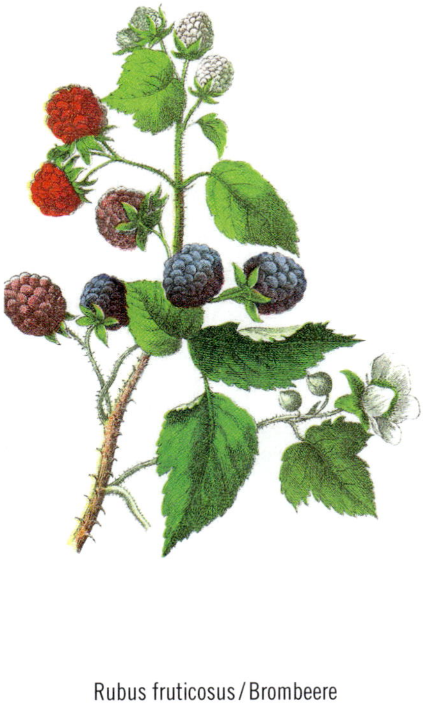

Rubus fruticosus / Brombeere

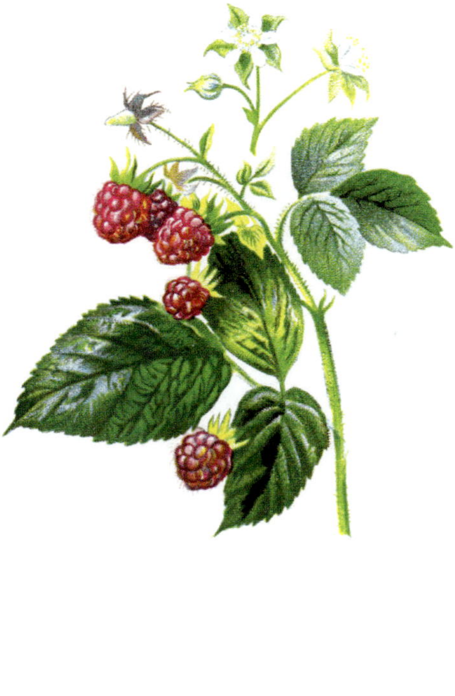

Rubus idaeus / Himbeere

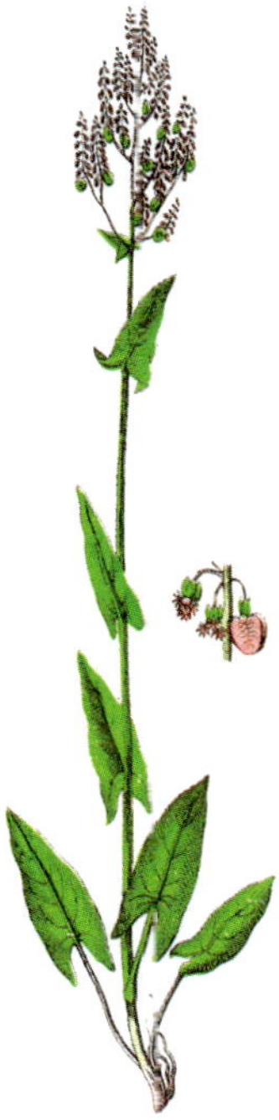

Rumex acetosa / Sauerampfer

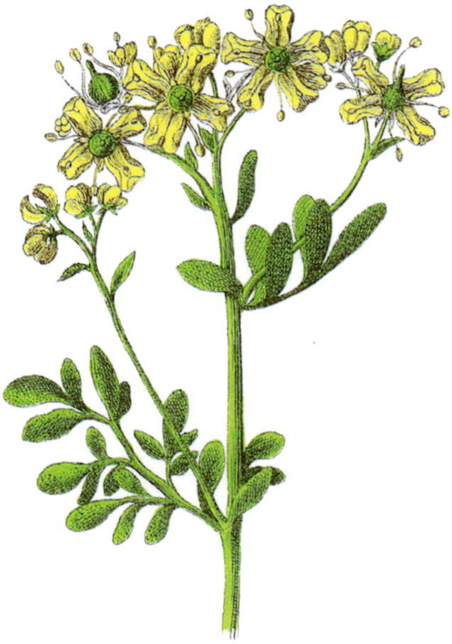

Ruta graveolens / Weinraute

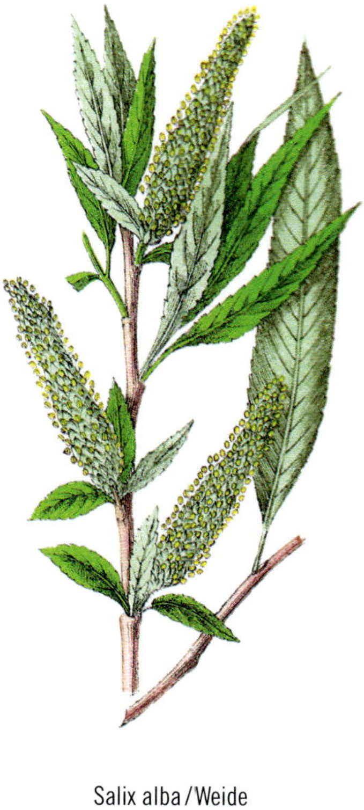

Salix alba / Weide

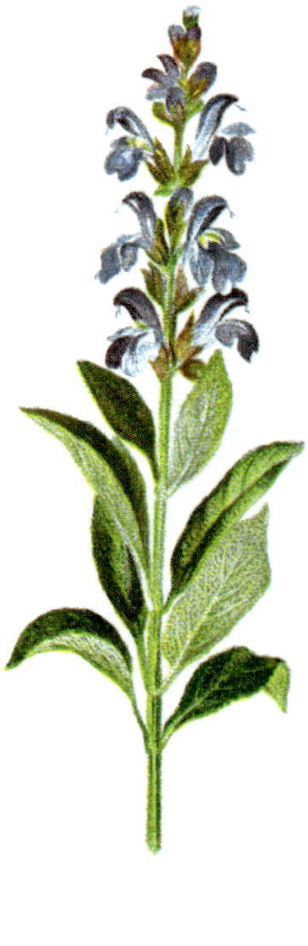

Salvia officinalis / Salbei

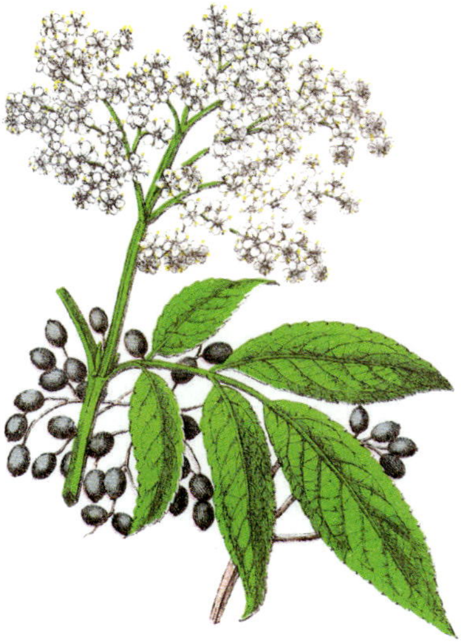

Sambucus nigra / Schwarzer Holunder

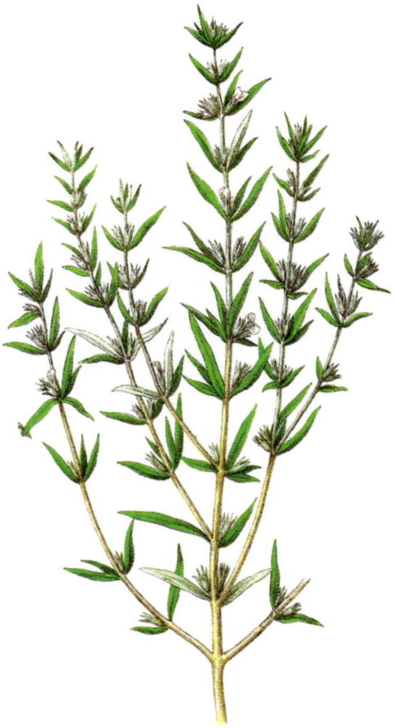

Satureja hortensis / Bohnenkraut

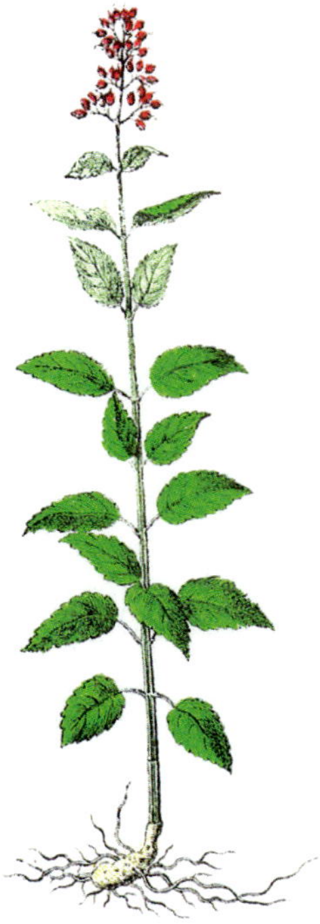

Scrophularia nodosa / Braunwurz

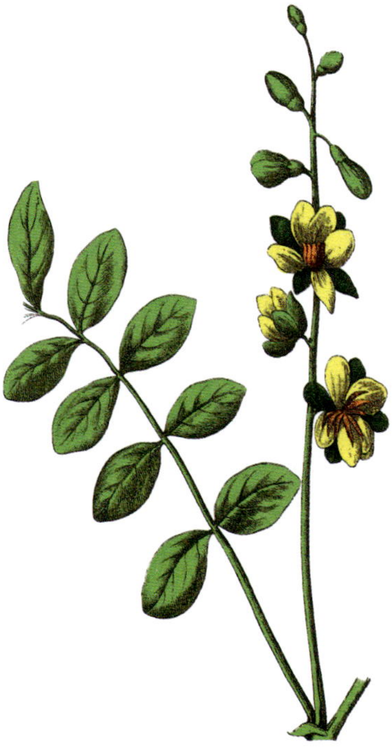

Senna alexandrina / Sennes

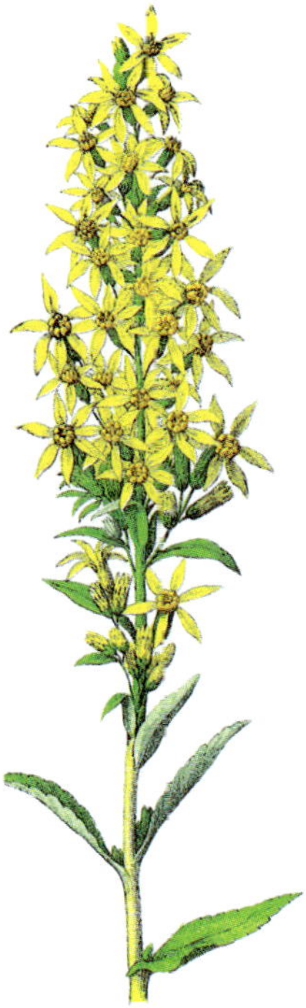

Solidago virgaurea / Goldrute

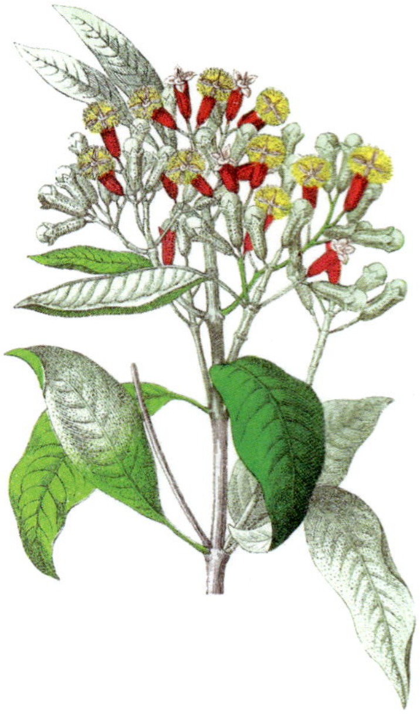

Syzygium aromaticum / Gewürznelke

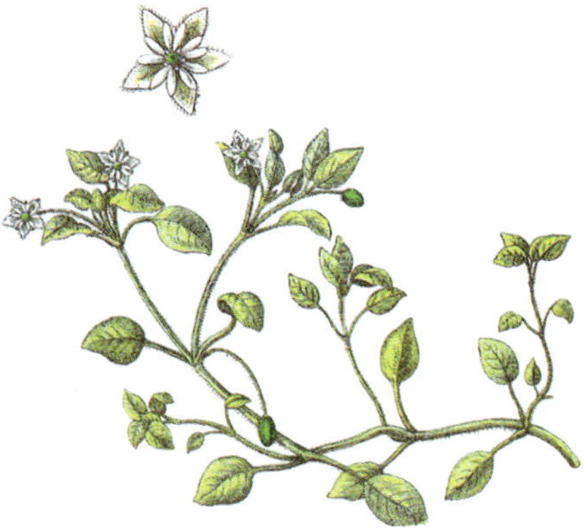

Stellaria media / Vogelmiere

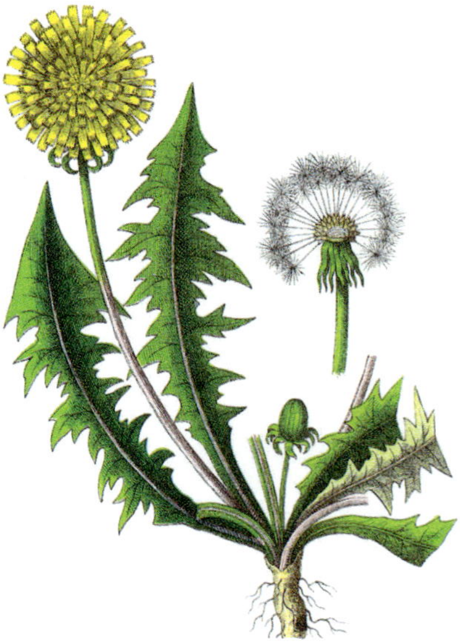

Taraxacum officinale / Löwenzahn

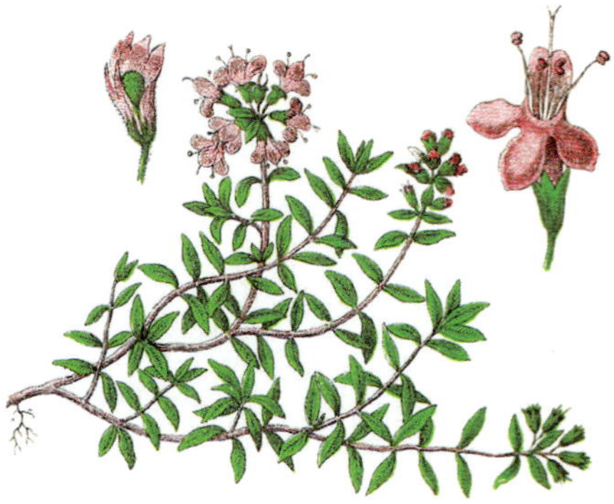

Thymus pulegioides / Quendel

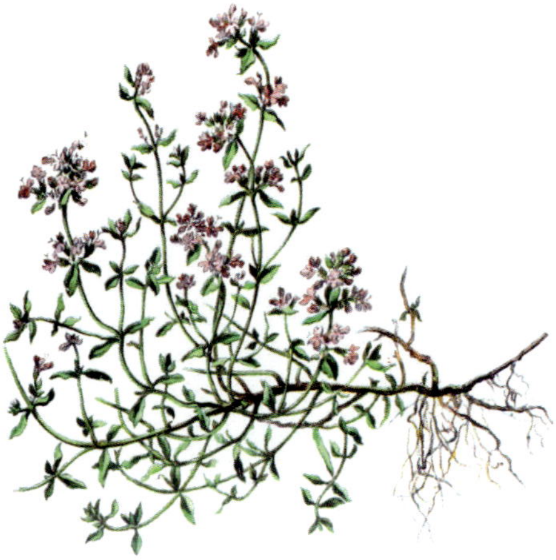

Thymus vulgaris / Thymian

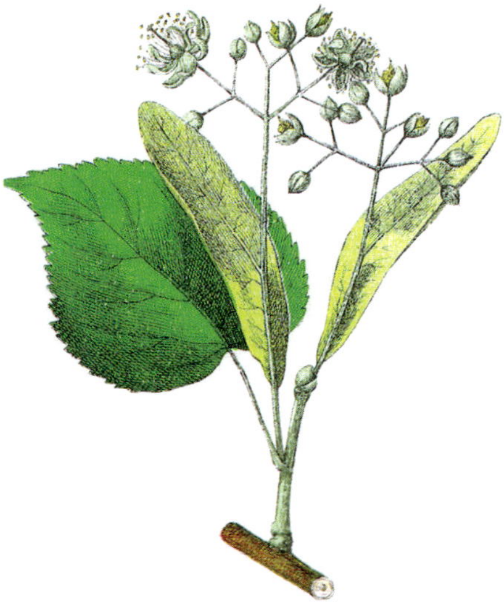

Tilia cordata / Linde

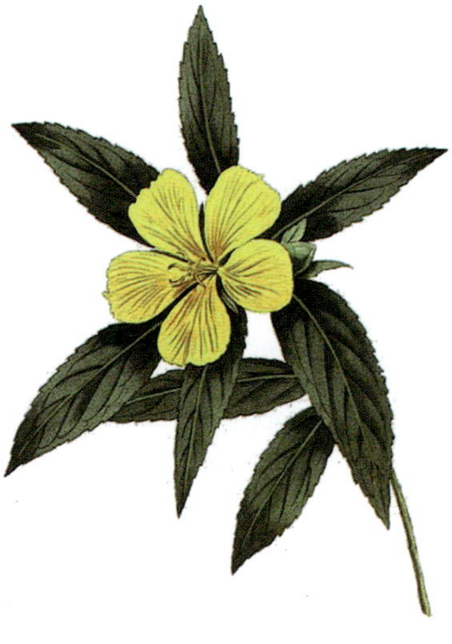

Turnera diffusa / Damiana

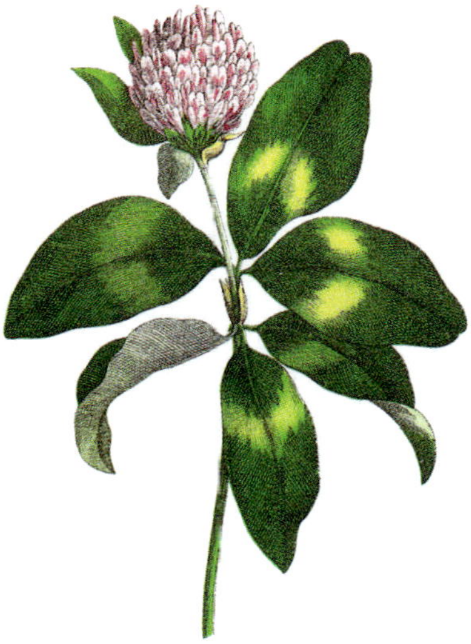

Trifolium pratense / Rotklee

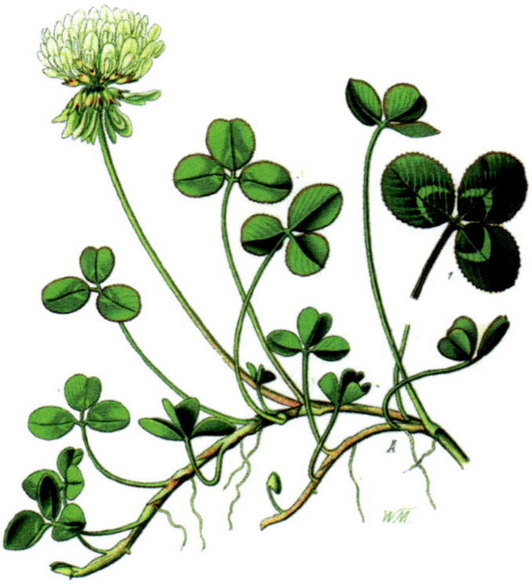

Trifolium repens / Weißklee

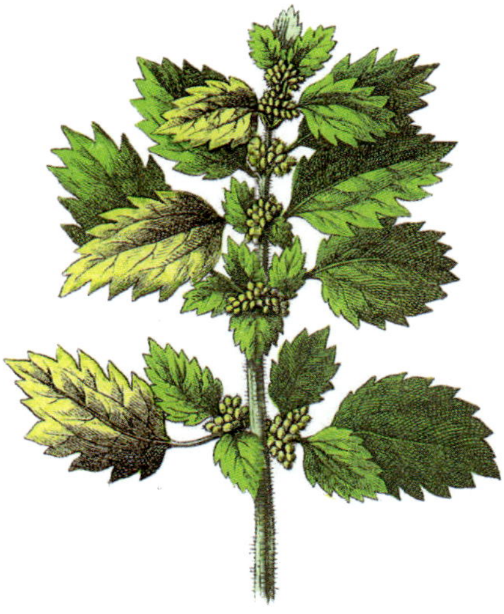

Urtica dioica / Brennnessel

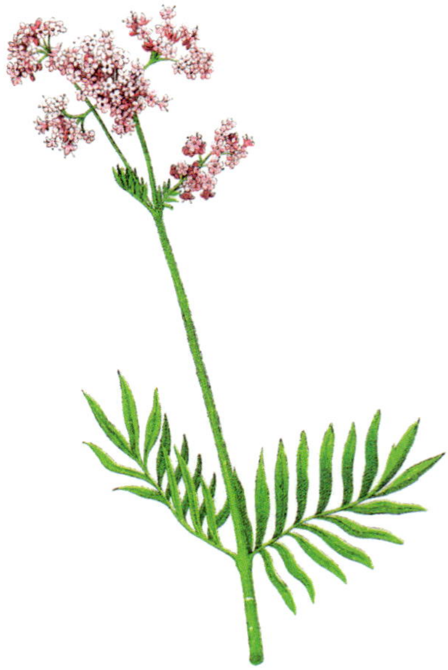

Valeriana officinalis / Baldrian

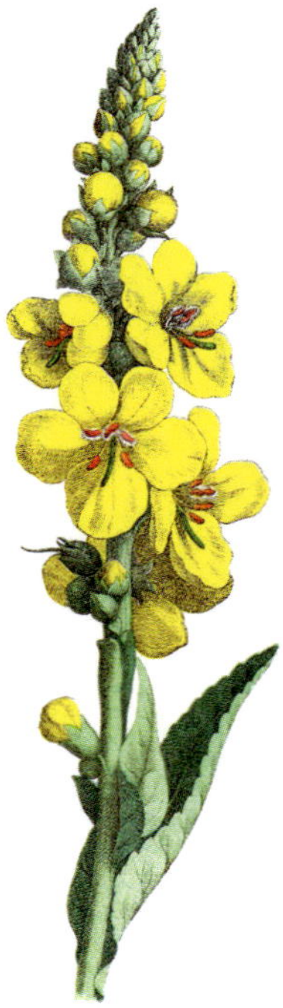

Verbascum phlomoides / Wollblume

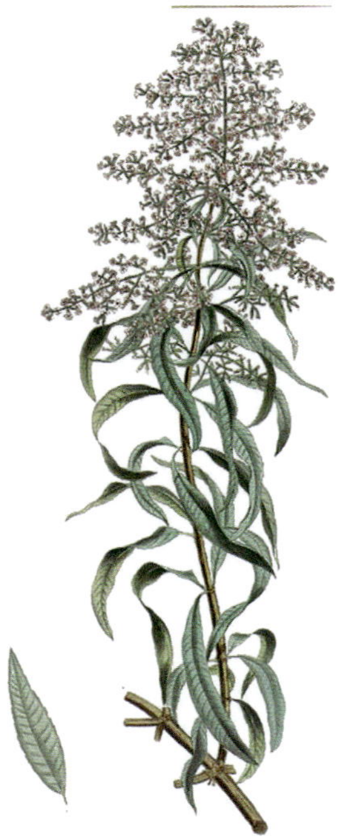

Verbena citriodora / Verbene

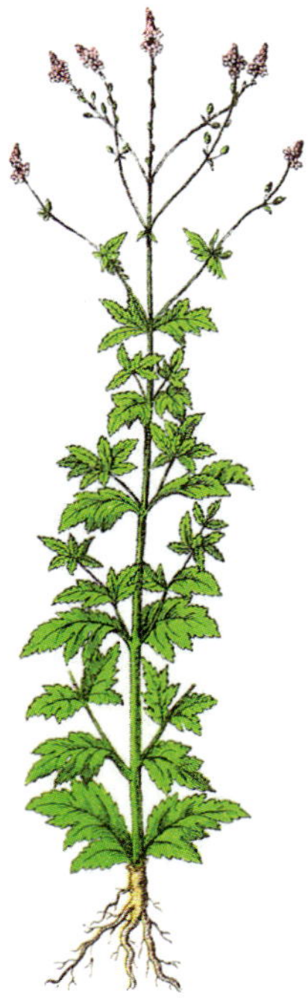

Verbena officinalis / Eisenkraut

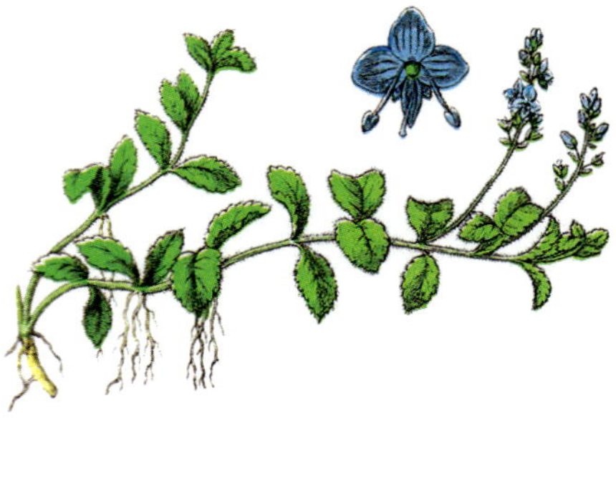

Veronica officinalis / Ehrenpreis

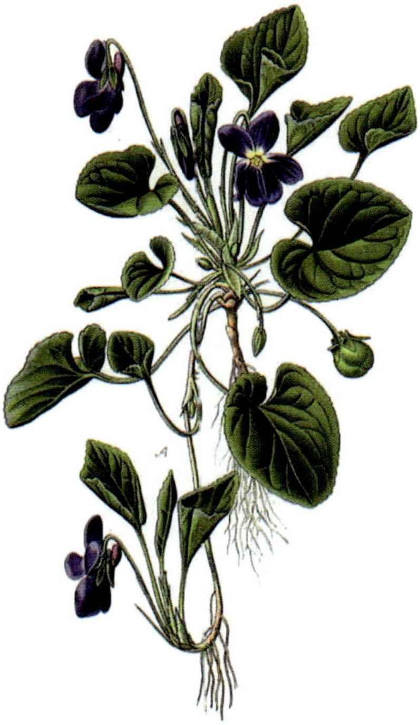

Viola odorata / Veilchen wohlriechend

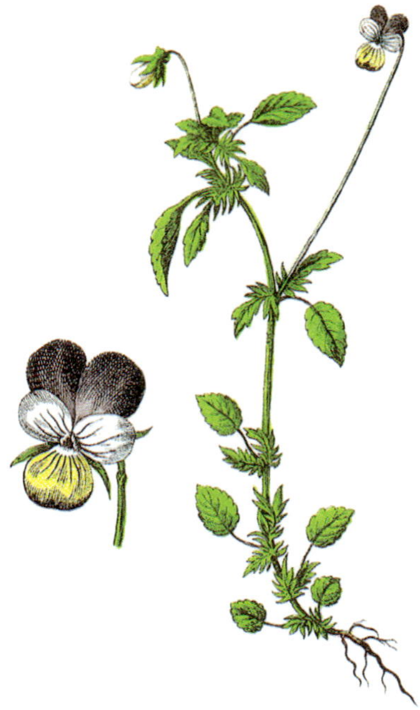

Viola tricolor / Stiefmütterchen

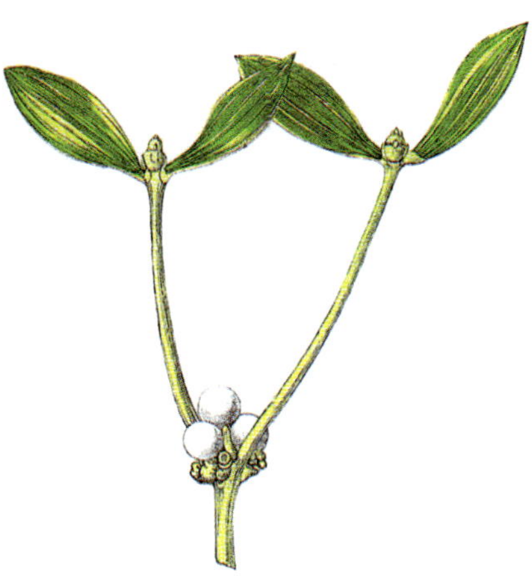

Viscum album / Mistel

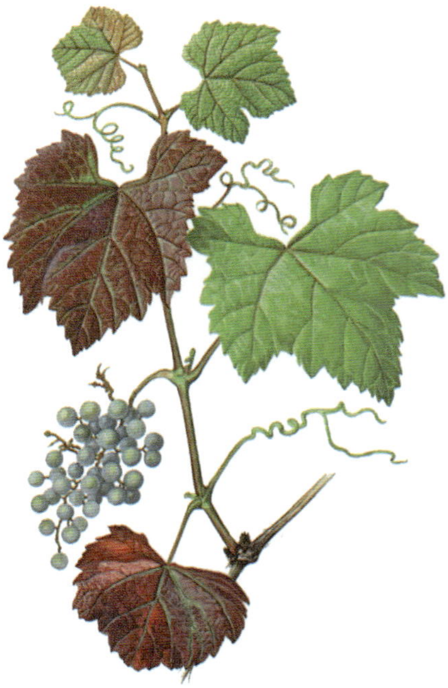

Vitis vinifera / Weinblatt rot

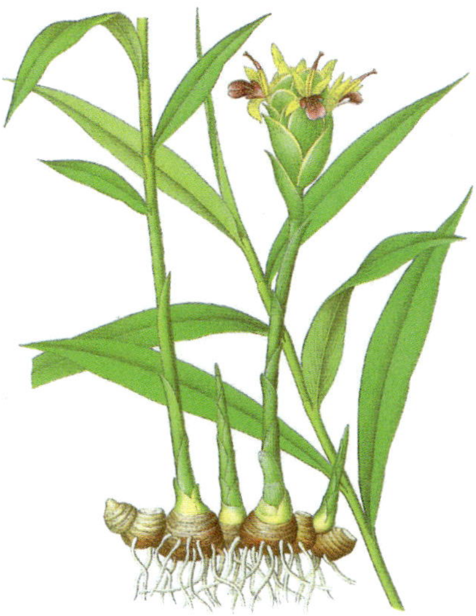

Zingiber officinalis / Ingwer

Abrotani herba / Eberrautenkraut	warm 3	trocken 3
Absinthii herba / Wermutkraut	warm 1–2	trocken 3
Aesculus flos / Rosskastanienblüte	warm 1–2	trocken 1–2
Agrimoniae herba / Odermennigkraut	warm 1	trocken 2
Agropyri rhizoma / Queckenwurzelstock	neutral	neutral – feucht 1
Alchemillae herba / Frauenmantelkraut	neutral	trocken 1–2
Althaeae radix / Eibischwurzel	warm 1	feucht 2
Angelicae radix / Engelwurzwurzel	warm 3	trocken 2–3
Anisi fructus / Anisfrucht	warm 2–3	trocken 3
Anserinae herba / Gänsefingerkraut	kalt 1	trocken 2
Apii folia / Sellerieblätter	warm 1–2	trocken 2
Arnicae flos / Arnikablüte	warm 2	trocken 2
Artemisiae vulgaris herba / Beifusskraut	warm 2	trocken 2–3
Aurantii dulcis amara / pericarpium / Süssorangenschale	warm 2	trocken 1
Aurantii flos / Orangenblüte	warm1–2	trocken 1
Aurantii folia / Orangenblatt	warm1–2	trocken 1
Bardanae radix / Klettenwurzel	neutral – warm 1	neutral – feucht 1
Basilici folium / Basilikumblatt	warm 2	feucht 1
Bellidis flos / Gänseblümchenblüte	warm 1	trocken 1
Betonicae herba / Betonierkraut	warm 1 – 2	trocken 1–2
Betulae folia / Birkenblatt	warm 1	trocken 2
Calami rhizoma / Kalmuswurzelstock	warm 2–3	trocken 3
Calendulae flos / Ringelblume	warm 2	trocken 2
Calendulae flos cum calyce / Ringelblume mit Kelch	warm 2	trocken 2
Cardi benedicti herba / Benediktendistelkraut	warm 1-2	trocken 2
Carthami flos / Färberdistel blüten	warm 1	trocken 1
Carvi fructus / Kümmelfrucht	warm 3	trocken 2
Caryophylli flos / Gewürznelke	warm 3	trocken 3
Centaurii herba / Tausendgüldenkraut	warm 1	trocken 2–3
Chelidonii herba / Schöllkraut	warm 3	trocken 3
Cichorii radix / Wegwartenwurzel	kalt 2	trocken 2

Cinnamomi cortex / Zimtrinde	warm 3	trocken 2–3
Cnici benedicti herba / Benediktendistelkraut	warm 1–2	trocken 2
Condurango cortex / Kondurangorinde	warm 2–3	feucht 2
Crataegi folium / Weissdornblatt	neutral	trocken 1
Crataegi flos / Weissdornblüte	neutral	trocken 1
Crataegi fructus / Weissdornfrucht	neutral	trocken 1
Cumini fructus / Kreuzkümmelfrucht	warm 3	trocken 3
Cyani flos / Kornblumenblüte	kalt 1	trocken 1
Cynarae folium / Artischockenblatt	warm 2	trocken 2
Damianae folium / Damianablatt	warm 2	trocken 1–2
Eleutherococci radix / Taigawurzel	warm 1	feucht 1
Equiseti herba / Zinnkraut	warm 1	trocken 2
Escholtziae herba / Goldmohnkraut	kalt 1–2	trocken 1–2
Euphrasiae herba / Augentrostkraut	warm 2	trocken 2
Fagopyri herba / Buchweizenkraut	warm 1–2	trocken 1
Foeniculi fructus / Fenchelfrucht	warm 3	trocken 1
Fragariae folium / Erdbeerblatt	kalt 1	trocken 2
Fraxini folium / Eschenblatt	neutral	trocken 1
Fumariae herba / Erdrauchkraut	warm 1–2	trocken 2
Galangae rhizoma / Galgantwurzelstock	warm 3	trocken 1
Galeopsidis herba / Hohlzahnkraut	warm 1	trocken 1
Galii veri herba / Echtes Labkraut	warm 2	trocken 2
Galii aparini herba / Klettenlabkraut	warm 1–2	trocken 1
Gei urbani radix / Nelkenwurzwurzel	warm 2	trocken 2
Gentianae radix / Enzianwurzel	warm 2	trocken 2
Geranii robertiani herba / Rupprechtskraut	warm 1	trocken 1
Ginkgo folium / Ginkgoblatt	warm 1,	neutral
Glechomae herba / Gundelrebenkraut	warm 2	trocken 2
Hamamelidis folium / Hamamelisblatt	kalt 1	trocken 1–2
Hamamelidis cortex / Hamamelisrinde	kalt 2	trocken 3
Hibisci flos / Karkadenblüte	kalt 1	feucht 1
Hippocastani flos / Rosskastanienblüte	warm 1–2	trocken 1
Hyperici herba / Johanniskraut	warm 2	trocken 2

Imperatoriae rhizoma / Meisterwurzelstock	warm 3	trocken 3
Juglandis folium / Walnussblatt	warm 2	trocken 2
Juniperi fructus / Wacholderbeere	warm 3	trocken 1–2
Lamii albi flos / Taubnesselblüte	warm 1	trocken 1
Lavandulae flos / Lavendelblüte	warm 2–3	trocken 2–3
Leonuri herba / Herzgespannkraut	warm 2	trocken 2
Liquiritiae radix / Süssholzwurzel	neutral–warm 1	feucht 1
Lotus corniculatus herba / Wiesenhornkleekraut	warm 1	trocken 1–2
Lupuli strobulus / Hopfenzapfen	warm 1–2	trocken 1–2
Malvae folium / Malvenblatt	neutral	feucht 2
Malvae flos / Malvenblüte	neutral	feucht 1–2
Marrubii herba / Andornkraut	warm 2	trocken 3
Matricariae flos / Kamillenblüte	warm 1–2	trocken 1–2
Mei radix / Bärenwurzel	warm 3	trocken 3
Melissae folium / Melissenblatt	warm 2	trocken 1
Meliloti herba / Steinkleekraut	warm 1	neutral
Menthae piperitae folium / Pfefferminzblatt	warm 2	trocken 2
Menyanthidis folium / Bitterkleeblatt	warm 2	trocken 2–3
Millefolii herba / Schafgarbenkraut	warm 1	trocken 1
Millefolii flos / Schafgarbenblüte	warm 2	trocken 1–2
Nasturtii herba / Brunnenkresse	warm 3-4	trocken 3-4
Origani herba / Oreganokraut	warm 2	trocken 2
Orthosiphonis folium / Orthosiphonblatt	warm 1–2	trocken 1
Papaver rhoeas flos / Klatschmohnblüte	kalt 1	feucht 1
Passiflorae herba / Passionsblumenkraut	kalt 1	trocken 1
Petroselini radix / Petersilienwurzel	warm 2	trocken 2–3
Pimpinellae radix / Bibernellenwurzel	warm 2–3	trocken 2–3
Plantaginis lanceolatae / Spitzwegerichblatt	kalt 2	feucht 1
Polygoni avicularis / Vogelknöterich	kalt 2	trocken 2
Primulae flos cum calice / Primelblüte mit Kelch	warm 1	trocken 1–2
Primulae radix / Primelwurzel	warm 2	trocken 3
Pulmonariae herba / Lungenkraut	neutral	feucht 1
Rhei radix / Rhabarberwurzel	warm 2	trocken 2

Rosae flos / Rosenblüte	neutral	trocken 1
Rosmarini folium / Rosmarinblatt	warm 3	trocken 3
Rubi fruticosi folium / Brombeerblatt	kalt 0-1	trocken 2 – 3
Rubi idaei folium / Himbeerblatt	neutral	trocken 1
Rumicis acetosae herba / Sauerampferkraut	kalt 2	trocken 0 – 1
Rutae folium / Weinrautenblatt	warm 3	trocken 3
Ribis nigri folium / Schwarze Johannisbeerblatt	warm 2	trocken 1 – 2
Salicis folium / Weidenblatt	kalt 2	trocken 2
Salvia officinalis / Salbeiblatt	warm 1	trocken 1 – 2
Sambuci flos / Holunderblüte	warm 1 – 2	trocken 2
Saturejae herba / Bohnenkraut	warm 3	trocken 2 – 3
Scrophulariae herba / Braunwurzkraut	warm 2	trocken 2
Sennae folium / Sennesblatt	warm 1 – 2	trocken 1 – 2
Serpylli herba / Quendelkraut	warm 3	trocken 3
Solidaginis virgaureae herba / Goldrutenkraut	warm 1	trocken 2
Stellariae mediae / Vogelmierenkraut	kalt 2	feucht 3
Taraxaci folium / Löwenzahnblatt	kalt 1 – 2	trocken 2
Taraxaci radix / Löwenzahnwurzel	kalt 1 – 2	trocken 2
Thymi herba / Thymiankraut	warm 3	trocken 3
Tiliae flos / Lindenblüte	warm 1 – 2	trocken 1
Urticae folium / Brennesselblatt	warm 2 – 3	trocken 2 – 3
Trifolii albi flos / Weisskleeblüte	warm 1	neutral
Trifolii rubri flos / Rotkleeblüte	warm 1	neutral
Valerianae radix / Baldrianwurzel	warm 2	trocken 2
Verbasci flos / Wollblumen	warm 1	trocken 1 – 2
Verbenae herba / Eisenkraut	warm 1 – 2	trocken 1
Verbenae citriodorae folium / Verbenenblatt	warm 1 – 2	trocken 1
Veronicae herba / Ehrenpreiskraut	warm 1	trocken 1
Violae odoratae flos / Veilchenblüte wohlriechend	kalt 1	feucht 2
Violae tricoloris herba / Stiefmütterchenkraut	warm 2	trocken 2
Visci albi herba / Mistelkraut	neutral	feucht 1
Vitis viniferae folium rubrum / Weinblatt rot	warm 1 – 2	trocken 2
Zingiberis rhizoma / Ingwerwurzelstock	warm 3	trocken 1

29 Glossar

Anima	Die unsterbliche Seele.
Asthenie	Zustand verminderter Vitalität.
Cholerismus	Form einer Dyskrasie bei der die Gelbgalle überwiegt.
Dekongestionieren	Massnahme zur Behebung eines Blutandranges.
Deplethorisieren	Massnahme zur Behebung einer venösen Blutstauung.
Detonisieren	Massnahme zur Verminderung der Spannkraft eines Gewebes und / oder des Gesamtorganismus.
Diathese	Besondere Bereitschaft des Organismus, wiederholt inadäquat auf geringfügige Reize zu reagieren.
Disposition	Neigung zu bestimmten Krankheiten.
Dyskrasie	Fehlerhafte Säftemischung.
Elemente	Die Natur konstituierenden Grundkräfte.
Eukrasie	Gesunde Säftemischung.
Incitabilität	Erregungsfähigkeit.
Irritabilität	Reizbeantwortungsfähigkeit.
Kakochymie	Schärfen verunreinigte Säfte.
Kochung	Allgemein die Kraft der Veränderung, Umwandlung; wird auch Coctio, Pepsis, Reifung, Gärung genannt.
Erste Kochung (im Kontext der Säfte-, Gewebebildung)	Der Kochungsschritt innerhalb der Säftebildung, der hauptsächlich im Magen und Duodenum stattfindet.
Zweite Kochung (im Kontext der Säfte-, Gewebebildung)	Der Kochungsschritt innerhalb der Säftebildung, der hauptsächlich in der Leber stattfindet.
Dritte Kochung (im Kontext der Säfte-, Gewebebildung)	Der Kochungsschritt innerhalb der Gewebebildung der die Nährsäfte zu Gewebe umwandelt.
Konsensus	Gleichsinnige Zusammenarbeit verschiedener Organe zur Aufrechterhaltung eines funktionellen Ablaufs.
Konstitution	Das grundlegende Reaktionsmuster eines Menschen das sich aus dem Zusammenspiel der angeborenen und erworbenen Säftemischung entwickelt und ein Leben lang veränderlich ist.
Krisenlehre	Lehre der Unschädlichmachung und Eliminierung eines Krankheitsstoffes und / oder Lehre der Überwindung eines krankhaften Prozesses hin zur Gesundheit.
Pepsis (im Kontext der Krisenlehre)	Die Unschädlichmachung der materia peccans
Krisis	Die Entscheidungsphase, die zuvor unschädlich gemachte materia peccans wird vollständig oder unvollständig ausgeschieden.
Kongestion	Arterieller Blutandrang in ein Organ / Körperteil.
Melancholismus	Form einer Dyskrasie, bei der die Schwarzgalle überwiegt.
Natur	das Sein im Ganzen, der Kosmos.

Phlegmatismus	Form einer Dyskrasie, bei der Schleim überwiegt.
Plethora	Blutstauung.
Plethora regionalis	Passive Blutstauung in einem Körperteil durch Tonusmangel der Venen.
Plethora vera	Blutstauung durch vermehrtes Blutvolumen im gesamten Organisms.
Pneuma	siehe Spiritus
Resolvieren	Massnahme mit Säfte- oder Gewebe(auf)lösende Wirkung.
Restaurieren	Massnahme zur Anregung der regenerierenden Kräfte.
Roborieren	Massnahme zur Kräftigung eines Gewebes und/oder des Gesamtorganismus.
Schärfen	Aggressiv, destruierende Stoffe.
Sensibilität	Reizwahrnehmungsfähigkeit
Skrofulose	Schärfen bedingte Krankheit des lymphatischen Systems.
Spiritus	Belebende Kraft, das im Spannungsfeld zwischen Kosmos und Erde entsteht.
Spiritus externus	Belebende Kraft die in der Luft wirksam ist.
Spiritus internus	Kraft, die ein Lebewesen belebt und vom Spiritus externus genährt wird.
Spiritus animalis	Eine Form des Spiritus internus, das seinen Sitz im Gehirn hat, wird auch Spiritus rationalis genannt.
Spiritus vitalis	Eine Form des Spiritus internus das seinen Sitz in Herz und Thymusdrüse hat.
Spiritus naturalis	Eine Form des Spiritus internus, die seinen Sitz in der Leber hat.
Sthenie	Zustand erhöhter Vitalität.
Temperament	Die Säftemischung die das Reaktionsmuster eines Menschen in hohem Masse prägt.
Angeborenes Temperament	Die angeborene Säftemischung, die ein Leben lang prägend ist.
Erworbenes Temperament	Die durch innere und äussere Einflüsse geprägte Säftemischung die im Einklang oder im Widerstreit mit der angeborenen Säftemischung sein kann.
TEN	Traditionelle europäische Naturheilkunde
Tonisieren	Massnahme zur Vermehrung der Spannkraft eines Gewebes und/oder des Gesamtorganismus.

28 Literaturempfehlungen

- Garvelmann F., Raimann C.: Humoralmedizinische Praxis Band 1 und 2, Bacopa Verlag.
- Kranzenberger B., Mair S.: Pflanzenmonographien; Foitzick Verlag.
- Mayer A.: Traditionelle europäische Medizin, Foitzick Verlag.
- Raimann C. et al: Grundlagen der Traditionellen Europäischen Naturheilkunde, Bacopa Verlag.
- Seiz P., Moser T.: Humoralmedizin – Grundlagen und Einsatz, Foitzick 2012.

29 Danksagung

- Gerne möchte ich mich hier bei all meinen KursteilnehmerInnen und PatientInnen für ihre wertvollen Impulse bedanken, ohne die es ganz sicher nicht zu diesem Buch gekommen wäre. Ich hoffe, es wird ihnen auf die eine oder andere Art wertvolle Dienste tun.
- Dank gebührt auch dem Künstler Christo Dagorov, der die wundervolle Zeichnung des Vier-Elemente-Baumes beigesteuert hat.
- Meiner Familie möchte ich danken dafür, dass sie mir Zeit für die Arbeit an diesem Buch geschenkt haben.
- Meiner Frau gebührt speziellen Dank dafür, dass sie all meine Projekte begleitet, fruchtbar hinterfragt und unterstützt.
- Ein herzlicher Dank gilt allen Verantwortlichen im Bacopa-Verlag für die gute Zusammenarbeit.
- Und natürlich sei auch der segensreichen Pflanzenwelt von ganzem Herzen gedankt!

Louis Hutter

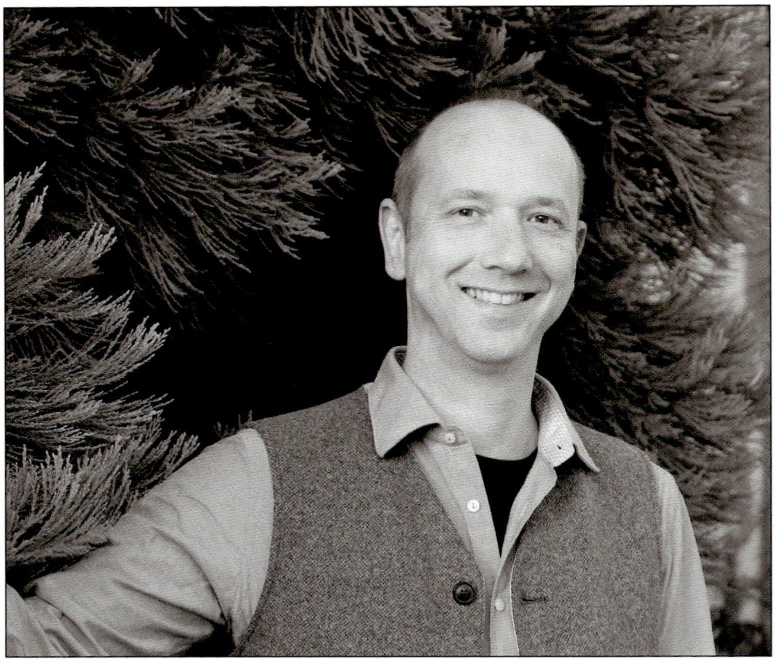

31 Der Autor

Louis Hutter

Eigene Naturheilpraxis in St. Gallen mit Schwerpunkt Traditionelle Europäische Naturheilkunde TEN und Traditionelle Chinesische Medizin TCM.

Referent für Phytotherapie, Gemmotherapie, Traditionelle Europäische Naturheilkunde TEN und Traditionelle Chinesische Medizin TCM an verschiedenen Institutionen mit naturheilkundlichen Themengebieten.

Mitbegründer des Online Instituts für Traditionelle Europäische Naturheilverfahren: www.ten-institut.ch

Mitbegründer der Ostschweizer Kräuterschule: www.kraeuterschule.ch

Fachbereichsleiter TEN an der Schule für integrative Naturheilkunde in Zürich: www.nhk.ch

Mitautor der Bücher „Gemmotherapie, Knospen in der Naturheikunde“ und „Gemmotherapie in der Kinderheilkunde“

Louis Hutter
Praxis für Naturheilkunde
Notkerstrasse 10
9000 St. Gallen, Schweiz
www.tnhk.ch